BOOKSPOT

Angelika Schaller

Salatblatt
&
Schokoherz

99 Tipps für ein leichteres Leben

BOOKSPOT VERLAG

Copyright © 2010 by Bookspot Verlag GmbH
Satz/Layout: Peter Hänssler
Umschlaggestaltung: Nele Schütz Design, München
unter Verwendung eines Fotos von Nicole Urbschat, www.urbschat.de
Druck: CPI – Clausen & Bosse, Leck
Made in Germany
ISBN 978-3-937357-42-3
www.bookspot.de

Inhaltsverzeichnis

II. Psyche, Denken und Gewicht

III. Aussehen und Bewegung

Vorwort

Dick sein ist out. Dick sein ist in. Am deutlichsten zeigen sich diese beiden Extrempositionen im Land der unbegrenzten Möglichkeiten, in den USA. Auf der einen Seite gibt es dort die *Size-Zero*-Fraktion, also Frauen, die so dünn sind, dass man es mit der Angst zu tun bekommt. Besonders anfällig für *Size Zero* (Größe 32!) ist Hollywoods Welt der Stars und Sternchen. Nur mit dieser Größe passt man perfekt in die Designer-Couture der angesagten Labels, nur mit dieser Größe ist man eine wahre Showbiz-Lady. Kann man also von einem ungesunden Spleen sprechen, der nur auf Modemacher, Models und Schauspieler zutrifft? Weit gefehlt. Jedes weibliche Wesen, das auf sich hält, strebt in den USA nach diesem Ideal. Auch jene, die die *30-Jahre-Grenze* schon längst hinter sich gelassen haben. Unwillkürlich fragt man sich als Beobachter dieser kranken Szene: Was ist eigentlich so schön an diesen dürren Klappergestellen? Was ist so begehrenswert an *Size 0*? Ganz ehrlich? Bei dieser Größe hört bei mir die Ästhetik auf.

Ebenso bei Größe 54 aufwärts. Und auch das ist ein Trend. Nämlich der Trend *XXXL ist schön,* und – Überraschung! – er kommt ebenso aus den USA. Im Frühjahr 2010 war diese (sicherlich nur kurze) Hinwendung zu einem neuen Körperideal besonders eindrucksvoll zu beobachten. Während der Oscar-Verleihung sah man die 150 Kilo schwere Gabourey Sidibe, in ein extra für sie geschneidertes blaues Festkleid gewandet, über den roten Teppich gehen wie ein Wesen von einem anderen Stern. Sie war für den Oscar nominiert worden im Missbrauchsdrama *Precious.* Im Mittelpunkt stand sie vorrangig sicherlich nicht wegen ihrer schauspielerischen Leistung, sondern *weil sie dick war.* Gute Schauspielerinnen gibt es ja so einige, *dicke* gute Schauspielerinnen kaum. Schlagartig wurde die US-Schauspielerin zu einer neuen Galionsfigur der US-Dicken-Bewegung. Mir gefiel daran, dass diese Frau selbstbewusst inmitten all der Hungerkünstlerinnen den Blicken standhielt; zweifelsohne waren nicht alle wohlwollend auf sie gerichtet ... Sie war ganz gewiss Gesprächsstoff Nummer eins – hinter all den nach außen hin herzlich anmutenden Fassaden wird man gelästert haben, was das Zeug hielt. So ist Hollywood, und so ist auch unser Alltag: Persönlichkeit zählt nur am Rande. Ich werde später auf den Punkt *Dicke Idole* zurückkommen.

Warum nur wählt man nicht einfach den goldenen Mittelweg? Nicht zu schlank und nicht zu dick? *Normal* halt? Die Frauenzeitschrift *Myself* hatte es in ihrer Juni-Ausgabe diesen Jahres auf den Punkt gebracht: *Üppig ist das neue Schlank.* Das wäre doch wunderbar, nicht wahr? Jedem sein Wohlfühlgewicht!

In meinem Buch *Maßlos. 50 Kilo leichter und glücklicher* (Bookspot Verlag 2009) habe ich den Standpunkt vertreten: Wer sich entscheidet, mollig oder auch dick zu bleiben, sollte dies auch tun. Dann muss man allerdings für die Folgen geradestehen, die früher oder später (je nach körperlicher Verfassung) auftreten. Die Entscheidung für das, was mit dem eigenen Körper geschieht, hat jeder für sich selbst zu fällen und ebenso hundertprozentig die Verantwortung dafür zu übernehmen – und hinterher nicht zu klagen, wenn die Gesundheit schlapp macht.

Dass Übergewichtige verachtet und diskriminiert werden, ist leider an der Tagesordnung, und so indiskutabel wie Menschen aufgrund ihrer Hautfarbe oder sozialen Herkunft im Abseits stehen zu lassen. Besonders medienwirksame Beispiele von Diskriminierung übergewichtiger Menschen waren in jüngster Zeit die *Moppel-Gebühr* verschiedener Airlines sowie die *Fat Tax* in Japan, eine *Fettsteuer* für übergewichtige Japaner. Bei beiden ist das Prinzip klar: Wer zu viel wiegt, wird zur Kasse gebeten. Dass hierzulande Ähnliches geschehen wird ist ziemlich klar, man braucht nur die zahlreichen Diskussionen in den Medien zu verfolgen.

Ich fühle zwar Unbehagen, wenn gerade junge Frauen über jede noch so kleine Speckrolle lamentieren, aber auch, wenn Menschen so tun, als sei bei einem Gewicht von 120 Kilo aufwärts alles im Grünen Bereich. Wer das macht, schafft sich eine trügerische Wohlfühlzone. Dicke Menschen, die behaupten, dass sie sich *rundum toll* fühlen, machen sich entweder etwas vor oder sind noch sehr jung, so dass die Natur gnädig einiges wegsteckt. Ich war selbst lange Zeit fast 130 Kilo schwer und weiß, was dies für Körper und Psyche bedeutet. Mittlerweile grassieren durch alle Bevölkerungs- und Altersschichten Stoffwechselerkrankungen in ungeahnten Ausmaßen. Weltweit gibt es nahezu 200 Millionen Diabetiker (und nicht nur in den sogenannten Erstländern!), im Jahr 2030 werden es voraussichtlich 360 Millionen Menschen sein. Übergewicht spielt bei dieser Erkrankung eine entscheidende Rolle, und wenn man bedenkt, dass bereits 3,5 Millionen deutsche Kinder und Jugendliche übergewichtig sind, kann man erahnen, was hier für eine Welle auf uns und unser Gesundheitssystem zurollt. Zyniker (oder einfach nur Realisten?) behaupten, die Generation der heutigen Kinder sei die erste, die ihre Eltern nicht überleben wird.

Diese gefährdete Gruppe, aber auch wir alle sollten also ein Interesse daran haben, normalgewichtig zu sein oder zu werden. Wer seinen Lebensstil nicht ändert, wird nicht jene Lebensqualität haben können, die er haben könnte. Deshalb möchte ich Ihnen mit den zahlreichen Tipps in diesem Ratgeber die Entscheidung für eine schrittweise und grundlegende Änderung Ihres Lebensstils erleichtern, im Rahmen dessen die üblichen Diäten keine Rolle mehr spielen. Das Ziel: Endlich das Thema *Essen und Abnehmen* aus dem Kopf zu kippen, da die tägliche Beschäftigung mit diesem Thema unglaublich viel Energie kostet. Genau diese Power brauchen Sie für etwas ganz anderes und viel besseres. Für Positives, für sich selbst, für Ihr Glück, Ihre Familie und Ihren Beruf. Diäten sind Energie- und Glücksfresser – machen Sie bei diesem frustrierenden Spiel nicht mehr mit, suchen und finden Sie Ihren eigenen Weg.

Nun wünsche ich Ihnen viel Vergnügen beim Lesen und viel Erfolg. Und freue mich – wie immer – über zahlreiche Rückmeldungen!

Ihre Dr. Angelika Schaller

Kontakt:
Mail: comtega@gmx.de
Internet: www.dr-angelika-schaller.de

Eine kurze Anleitung zu diesem Buch
Dieser Ratgeber ist so angelegt, dass sich jeder Leser die Kapitel aussuchen kann, die ihn interessieren. Das bedeutet aber auch, dass jedes Kapitel für sich stehen kann und in sich abgeschlossen ist. Überschneidungen zu anderen Kapiteln und Wiederholungen sind deshalb unumgänglich.

Einleitung

Ich liebe meinen Körper! Ich liebe mein Aussehen! Ich liebe mich!

Wann haben Sie diese Sätze zuletzt gesagt? Ist lange her? Oder vielleicht sogar noch nie? Beides würde mich nicht wundern, denn vor allem Frauen neigen zur vernichtenden Selbstkritik und sind grundsätzlich unzufrieden mit ihrer Figur. Selbst bei den Normalgewichtigen sind zwei Drittel mit ihrem Gewicht nicht glücklich. Gutes Aussehen wird hierzulande und auch anderswo fast immer mit *schlank sein* verbunden. Wo bleiben die anderen Optionen? Zählen denn schöne Augen, seidiges Haar, reine Haut, harmonische Proportionen nichts? Und, schließlich: Wo bleibt das für *wirkliche Schönheit* unabdingbar notwendige Power-Paar *Charisma und Charme?* Fehlanzeige. Alles dreht sich immer nur um das, was man unmittelbar sieht. Umdenken ist also bereits hier angebracht: Wir müssen uns selbst mit unserem gesamten Erscheinungsbild schön finden – und nicht auf das hören, was uns die Waage und der Trend sagen.

Überall in diesem Land wird man konfrontiert mit einem kollektiven Diätwahn. Damit einher geht das pfundige Geschäft mit den Dicken. Denn: Schlank ist schön, und für dieses Ziel sind viele Frauen bereit, eine Menge zu bezahlen – direkt und indirekt. Dabei lassen sie sich von unrealistischen Idolen leiten. Die Bilder der Models in den Zeitschriften sind fast alle digital bearbeitet und bilden somit nichts als pure Utopie ab. Niemand sieht in der Realität so aus, denn kein Mensch ist makellos. In einem Laden begegnete ich vor einigen Monaten zufällig einer bekannten Moderatorin – ich war geschockt. Denn das, was ich sah, war die ungeschminkte Wahrheit und hatte nichts mit dem Fernsehbild zu tun, das ich mir von dieser Frau gemacht hatte. Sie war eine 50-jährige Dame, die eben wie fünfzig aussieht – nichts worüber man sich erschrecken müsste. Wer jedoch im Fernsehen 15 Jahre jünger aussieht, steht Pate für ein Modell, das mit Täuschung, Glättung und Künstlichkeit zu tun hat, und so muss sich niemand wundern, dass die Authentizität solcher Personen verloren geht.

Diäten und Idealgewicht sind Begriffe von gestern. Ich beschäftige mich lieber mit dem individuellen Wohlfühlgewicht und einem neuen Lebensstil. Zu beidem würde ich Ihnen gerne verhelfen. Wichtig ist, dass Sie es sind, der abnehmen möchte, dass Sie verstehen, dass Sie dieses *Wollen* nicht delegieren können. *Sie allein* müssen wollen, keineswegs Ihre Außenwelt, denn es gibt unbestritten eine Menge guter Gründe, Gewicht zu verlieren. Ständige Selbstkritik, das Messen an unrealistischen Vorbildern, die negative Bewertung von Essen und das pausenlos schlechte Gewissen, wenn es um so etwas Wunderbares wie Genuss geht, sollten der Vergangenheit angehören – und zwar für immer. Wir haben nämlich nur dieses eine wertvolle wunderschöne Leben.

Für Sie habe ich einen Ratgeber geschrieben, in dem 99 Tipps gesammelt sind, mit denen man (auch) abnehmen, in jedem Fall aber – in jeder Hinsicht – leichter leben kann. Stoße ich somit nicht in dasselbe Horn wie jene, die Schlankheit als das Nonplusultra heutiger Lebensinhalte postulieren? Nein, denn mein Ansatz ist ein anderer, ein ganzheitlicher. Sie können sich Diäten, Pillen, Coachings oder Light-Produkte sparen, wenn Sie Ihr Bewusstsein ändern. Das Ziel muss sein, langfristig abzunehmen – und niemals wieder zuzunehmen.

Dass dies möglich ist, habe ich bewiesen (mittlerweile habe ich 60 Kilo abgenommen und bin heute 53 Jahre alt). Was es dazu braucht, ist einerseits das notwendige Wissen: Wie nehme ich gesund ab? Was sagt die Wissenschaft? Wie sehen die neuesten Erkenntnisse aus? Auf der anderen Seite steht die Analyse jener Gründe, die dazu führen, warum man über alle Maßen isst oder essen muss. Ehe man also seine Strategie zur Lösung entwickeln kann, muss man den psychischen Ursachen des Zuviel-

Essens auf den Grund gehen. Mein Wunsch und Traum wäre, wir könnten alle imstande sein, dem Essen wieder seine lustvolle, schöne Seite zu schenken und es nicht als lebenslangen Terroristen gegen unser Wohlbefinden herabzuwürdigen. Essen ist lebensnotwendiger Genuss, aber es soll uns und unsere Gedanken nicht dominieren.

Sie finden in diesem Ratgeber drei Kapitel mit vielen neuen Erkenntnissen. Ich habe sie aufgrund jener Fragen zusammengetragen, die in meinen Beratungen im Mittelpunkt stehen. Das erste Kapitel beschäftigt sich mit dem Themenkomplex *Ernährung & Wissenschaft* und fasst kurz, knapp und kompakt aktuelle Erkenntnisse auf diesem Gebiet zusammen. Das zweite Kapitel befasst sich mit den Zusammenhängen zwischen *Psyche, Denken und Gewicht.* Und das dritte Kapitel dreht sich schließlich um *Aussehen und Bewegung.*

Wir haben weder Zeit noch Energie für das ständige Kreisen um die neuesten Diäten. Stimmen Sie sich also positiv, ehe Sie mit der Veränderung Ihres Lebensstils beginnen. Gefühle sind oftmals dafür verantwortlich, dass wir zunehmen, aber auch, dass wir abnehmen. Nutzen wir dieses Potenzial: Die Macht unserer Gefühle. Und lassen wir den Verstand deswegen nicht außen vor. Ich habe dieses Buch *Salatblatt & Schokoherz* genannt, weil in diesen beiden Begriffen *Vernunft* und *Gefühl,* also überlegter Umgang mit Lebensmitteln und Freude am Essen zugleich, stecken. Und das genau soll unser Essen ja sein: vernünftig und gesund … aber auch lust- und genussvoll. Das Abnehmen kann ebenso funktionieren – es ist alles eine Frage der Einstellung und des wirklich Wollens.

Vergessen Sie nie: Am Anfang steht die Erkenntnis. Doch wer der Erkenntnis keine Entscheidung und der Entscheidung keine Taten folgen lässt, dem nützt die schönste Erkenntnis herzlich wenig. In diesem Sinne: Packen Sie es an – beherzt, bedacht und optimistisch!

I. Ernährung und Wissenschaft

Gute Fette machen fit und gesund

Tipp 1

Früher dachte ich: Nur was mit viel Fett zubereitet wird, schmeckt auch so richtig lecker. Und in der Tat ist Fett ein wunderbarer Geschmacksträger, da sich viele Aromastoffe in Verbindung mit Fett besser entfalten. Die *Aber-Seite* jedoch lautet: Fett liefert doppelt so viele Kalorien wie Kohlenhydrate, Fett ist also der Kalorienlieferant Nummer eins. Da unser Körper jedoch Fette braucht, um gut zu funktionieren, müssen wir uns auf einen Kompromiss einlassen: Zum einen sollten wir die richtigen Fette verwenden, zum anderen mit möglichst wenig Fett auskommen.

Wer abnehmen will, sollte primär auf gesättigte Fettsäuren verzichten, wie sie hauptsächlich in tierischen Produkten wie Butter, Käse, Fleisch und Wurstwaren stecken. Sie machen nicht nur dick, sondern treiben auch das gefährliche LDL-Cholesterin in die Höhe. Gewarnt sei zudem vor den sogenannten Transfetten. Sie kommen in der Natur nicht vor, sondern sind ein großzügiges *Geschenk* der Lebensmittelindustrie. Diese hoch erhitzten und künstlich gehärteten Fette stecken in Fast Food, in Pommes, Chips, Fertiggerichten, Backmischungen, zahlreichen Gebäckteilchen, paniertem Fleisch und vielen Schokoriegeln. Die Transfette, die der Körper nicht kennt und deshalb nicht richtig abbauen kann, setzen sich an den Innenseiten der Zellwände und Blutgefäße fest. Das kann zu Arteriosklerose und unzureichender Versorgung der Zellen mit Vitalstoffen führen. Zu viele Transfette machen nicht nur krank und dick, sondern lassen uns zusätzlich schneller altern.

Inwieweit sich der übermäßige Verzehr von Transfetten und tierischen Fetten auf die Gehirnleistung sowie auf Krankheiten wie Demenz und Alzheimer auswirkt, wird in der Wissenschaft noch diskutiert. Vermeiden Sie also weitgehend Lebensmittel mit Transfetten und tierischen Fetten.

Für den Organismus empfehlenswerter und wertvoller sind pflanzliche Fette, allen voran Distel-, Raps- und Olivenöl. Gerade Olivenöl ist gesund, da es obendrein Entzündungen der Blutgefäße entgegenwirken und somit Arteriosklerose und Herz-Kreislauferkrankungen vorbeugen kann. Auch die Omega-3-Fettsäuren sind ratsam, da sie die Cholesterinwerte verbessern und die Konzentration stärken. Dieses Öl ist reichlich enthalten in Algen und Seefischen wie Lachs, Hering, Makrele und Sardine. Wer keinen Fisch mag, kann auf Fischölkapseln ausweichen. Übrigens: In der *Welt am Sonntag* vom 30. Mai 2010 war Folgendes zu lesen: *Das Gute steckt im Fisch. Aber auf keinen Fall im Omega-3.* Gemeint sind die heilsamen Furanfettsäuren, die Seefische wie Lachs oder Makrele nicht selbst bilden, sondern mit den Algen zu sich nehmen. Der Artikel geht sogar noch weiter und behauptet: *Zu viel Omega-3 ist wahrscheinlich schädlich.* Sie sehen … nichts Genaues weiß man nicht ...

Was man allerdings weiß: Energie ist Energie! Nur weil eine Fettsorte nachweislich gesund ist, hat sie deswegen nicht weniger Kalorien. Bei den Mengen ist also immer Vorsicht geboten. So sollte das Öl für den Salat oder zum Braten genau abgemessen werden und nicht – wie so oft zu beobachten – großzügig nach Augenmaß verwendet werden.

Was ist von dem teuren Arganöl zu halten, das in den letzten Jahren in Mode kam? Das Öl wird aus den Früchten des Arganbaums, einem der ältesten Bäume der Welt, gewonnen, der nur noch im südwestlichen Marokko wächst. Die ungewöhnlichen Eigenschaften des Öls: Es ist reich an Alpha-Tocopherol, das die stärkste Vitamin-E-Aktivität besitzt. Es besteht zu über 80 Prozent aus ungesättigten Fettsäuren, hauptsächlich aus Öl- und Linolsäuren. Es verfügt über sehr hohe Anteile an natürlichen Antioxidantien zum Schutz vor freien Radikalen. Daher eignet sich dieses Öl nicht nur für die Küche hervorragend, sondern wird auch in der Anti-Aging-Medizin und für äußerliche kosmetische Anwendungen eingesetzt.

Wer die genannten Fette und Öle verwendet, tut für seine Gesundheit schon eine Menge Sinnvolles. Fette Sahne- und Käse-Nudelsoßen sollte man hingegen ebenso wie eingedickte Fett-Mehl-Soßen meiden und stattdessen leichte Sugos mit Tomaten oder anderem Gemüse wählen. Eine sämige Soße lässt sich leicht erzielen, indem man zum Beispiel eine gekochte, zerdrückte Kartoffel unterrührt. Und auch sonst lässt sich Fett gut einsparen. Panaden grundsätzlich weglassen und statt Butter aufs Brot leichte Alternativen wie Senf, Frischkäse oder Tomatenmark geben! Das schmeckt zudem interessanter und würziger. Bei den vielen *Light*-Produkten und -Angeboten lohnt sich genaues Hinschauen. Süße *Light*-Varianten sind nicht zu empfehlen, da ein Light-Joghurt zwar weniger Fett, oft aber jede Menge Zucker enthält. Oder es ist Süßstoff drin, was Geschmackserlebnis und Abnehmen nicht gerade zuträglich ist, wie man mittlerweile weiß. Wer Fruchtjoghurt mag, kann diesen im Handumdrehen selbst herstellen: Naturjoghurt mit 1,5 Prozent Fett mit frischen Früchten ist der perfekte Früchtejoghurt, ganz ohne Zusätze, Konservierungsstoffe und Zucker. Fettreduzierte Wurst- und Käsewaren sind hingegen durchaus sehr zu empfehlen, ebenso wie magere Fleischsorten, etwa Huhn, Pute, Rind und Wild.

Gehen Sie besonnen mit Ölen und Fett um, aber sparen Sie sie nicht ganz ein. Gerade unser Hirn ist ein *Fettfresser* erster Güte und braucht für seine immensen Leistungen *Schmiere*. So beginnt ein idealer Start in den Morgen mit folgendem Frühstück: Ein Müsli aus Magerjoghurt, frischen Früchten, etlichen getrockneten Gojibeeren und fünf Walnüssen. Neuesten Studien zufolge sind Walnüsse, Sesamkerne, Cashew- und Haselnüsse nicht nur wertvolle Fettspender, sondern sie normalisieren sogar die Blutfett-, Blutzucker- und Cholesterinwerte. Maßvoll genossen sind Nüsse also fast so etwas wie *Medizin*.

Mittags ernährt man sich idealerweise mit einem Salat aus Putenstreifen, magerem Fleisch, Fisch mit Gemüse oder leichter Pasta, und abends ist ein Omelette mit Kräutermagerquark und einem Schuss Argan- oder Olivenöl eine gute Wahl. Und – nicht vergessen: Die lebenswichtigen Vitamine A, D, E und K können nur mithilfe von Fett aufgenommen werden, entfalten nur in Kombination mit Fett ihre eigentliche Wirkung. Wer also an einer gesunden Karotte knabbert, sollte gleichzeitig wenigstens ein kleines Stück Käse oder einen Löffel Joghurt zu sich nehmen.

Tipp 2
Eiweiß – die Basis für gesundes Abnehmen

Eben haben wir festgehalten, dass *gute* und maßvoll eingesetzte Öle und Fette entscheidend sind für eine gesunde Ernährung, die uns fit und vital hält. Eiweiß ist ein weiterer wichtiger Baustein unserer Ernährung, der komplexe Aufgaben erfüllen muss. Vor allem: Eiweiß kann der Körper nicht selbst herstellen. Er muss es also – anders als etwa Fett – unbedingt und immer von außen zugeführt bekommen. Die Funktionen der Proteine, wie Eiweiß auch genannt wird, sind vielfältig. Sie stärken das Immunsystem, helfen beim Aufbau von Zellen, Antikörpern und Gerinnungsfaktoren und gewährleisten den Transport von Sauerstoff und Fetten im Körper. Außerdem sind sie für den Muskelaufbau und den Stickstoffhaushalt des Organismus wichtig. So ist es also von grundlegender Bedeutung, bei jeder Art von *Diät* auf die Eiweiß-Zufuhr zu achten. Das beliebte Heilfasten ist eher ungesund, da es durch den Mangel an Eiweiß den Muskelabbau dramatisch fördert. Und nicht vergessen: Auch das Herz ist ein Muskel!

Eiweiß ist außerdem der *Fatburner* Nummer eins. In dem Moment, in dem Quark, Geflügel oder Fisch gegessen werden, muss der Körper Energie aufwenden, um das aufgenommene Eiweiß in Körpereiweiß umzuwandeln. Dazu benötigt er Energie, die er aus den Fettreserven nimmt. Wer allerdings glaubt, er könne abnehmen, indem er nur noch Eiweiß isst, liegt falsch. Dies würde lediglich dazu führen, dass Wasser ausgeschieden wird, weil der Stoffwechsel auf ein Hungerprogramm umschaltet. Ideal ist ein Mix aus Eiweiß und Kohlenhydraten, wie er zum Beispiel in der Kombination *Kartoffeln mit Quark* vorliegt.

Hoch eiweißhaltige Lebensmittel sind Eier, mageres Fleisch, Fisch, alle Sorten Geflügel, Meeresfrüchte, Milch, Buttermilch, Joghurt, Frischkäse, Käse, Sojaprodukte, Leinsamen, Sonnenblumenkerne, Hülsenfrüchte wie Linsen oder Erbsen, Quinoa, Naturreis, Proteindrinks und -riegel. Die pflanzlichen Eiweißspender haben darüber hinaus den Vorteil, durch ihren hohen Anteil an Ballaststoffen besonders zu sättigen.

Wer gerne Fisch isst, sollte beachten, dass für die gesundheitsfördernde Wirkung die Zubereitung wichtig ist. Eine US-Studie, bei der es um die Aufnahme der wertvollen Omega-3-Fettsäuren ging, hat ergeben, dass Fisch nur gekocht und gebraten wirklich gesund ist. Die Schutzfunktion von Seefischen für Herz und Gefäße ist also nur bei diesen Zubereitungsformen gegeben – nicht, wenn der Fisch getrocknet, gesalzen oder in einer Panade verpackt wird.

Man weiß heute übrigens, dass der Genuss von Fisch nicht nur gut für das Herz-Kreislaufsystem ist, sondern sich auch bei Raucherbronchitis, Heuschnupfen und Asthma bewährt. Und: Wer Fleisch weitgehend aus dem Speiseplan verbannt, dafür aber umso mehr Fisch isst, senkt auch das Darmkrebsrisiko, so neuere Studienergebnisse.

Vorsicht vor zu viel Eiweiß ist jedoch geboten für Menschen mit Nierenproblemen. Sie sollten stark eiweißhaltige Lebensmittel meiden und schon gar keine Formula-Diät machen. Der Grund dafür ist, dass Eiweiß im Körper zu Stoffen abgebaut wird, die er über die Niere ausscheidet. Besonders achtsam sollten Diabetiker sein, deren Nieren oft schon vorgeschädigt sind.

Tipp 3

Insulin stoppt die Fettverbrennung

Eigentlich hätte ich nach der gängigen Meinung vieler heutiger Abnehmpäpste, die Kohlenhydrate scheuen wie der Teufel das Weihwasser, niemals 60 Kilo abnehmen dürfen. Denn ich aß alles, wenn auch weniger und in fettarmen Varianten, klar. Aber ich aß eben auch Kohlenhydrate, selbst am Abend. Denn, Hand aufs Herz: Was wäre ein Leben ohne Brot, ohne Pasta, ohne Kartoffeln, ohne hin und wieder ein Stückchen Kuchen? Das Leben besteht ja auch aus Genuss und Freude und nicht nur aus einem lebenslangen Diät-Terror. Dass man mit einer gesunden Mischkost prima abnehmen kann, dafür bin ich der lebende Beweis. Wenn ein paar Regeln beachtet werden, ist Abnehmen mit Genuss keine Utopie.

Zunächst muss man wissen, was im Körper geschieht, wenn ihm Kohlenhydrate zugeführt werden, also Zucker- oder Stärkemoleküle, wie sie in vielen Lebensmitteln (übrigens auch in Milch und Fleisch!) vorhanden sind. In dem Moment, in dem Kohlenhydrate gegessen werden, schüttet der Körper Insulin aus – und genau dieses Blutzuckerhormon aus der Bauchspeicheldrüse verhindert, dass Fett verbrannt wird. Dies ist ein *simpler* biochemischer Vorgang – Insulin bremst fettabbauende Enzyme, die sogenannten Lipasen.

Die schlechte Nachricht für alle *Süßschnäbel:* Wer morgens mit sehr Zuckerhaltigem startet (zum Beispiel mit Corn Flakes oder Fertig-Müslis), zwischendrin immer mal wieder einen Riegel vernascht (der Stress!) und abends womöglich noch ein Betthupferl vor dem Schlafengehen braucht, der hält diese Vorgänge über den gesamten Tag hinweg aufrecht. Mit anderen Worten: Das Abnehmen ist so gut wie unmöglich. Also: Kohlenhydrate stoppen die Fettverbrennung, da der Körper nicht gleichzeitig Fett *und* Kohlenhydrate verbrennen kann – die Energie wird aber immer zuerst aus den Zucker- und Stärkemolekülen geholt. Besonders schlecht sind in diesem Zusammenhang Produkte aus raffiniertem Zucker und Weißmehl, die viel Insulin *anlocken*, gleichzeitig die Fettspeicherung fördern und Heißhunger erzeugen – eine brisante Mischung. Wer nun zum Frühstück unbedingt sein Marmeladenbrötchen braucht, muss sich auf folgende Reaktion gefasst machen: Rapide Ausschüttung von Insulin und schneller Zuckerabfall, und das bedeutet, das Hirn funkt *Ich brauche wieder Zucker!* Der Heißhunger wird also angeschürt undsoweiterundsofort. Am besten wäre es also, von all diesen Produkten die Finger zu lassen und stattdessen zu *natürlichen* Kohlenhydraten wie Vollkornprodukten, Obst und Gemüse zu greifen. Wie überall zählt auch in puncto *süß* die Dosis. Wird Süßes nur in kleinen Mengen konsumiert und auch nicht gewohnheitsmäßig, so ist dies nicht weiter schlimm. Nur wenn zu oft und zu viele Weißmehl- und Zuckerprodukte ins Blut gelangen, stoppt dies die Fettverbrennung.

Wer Süßes einfach nicht lassen kann, der sollte auf Lebensmittel mit einem niedrigen glykämischen Index ausweichen. Der *Glyx-Index* zeigt an, wie viel Insulin die Bauchspeicheldrüse ausschüttet, wenn wir Nahrung zu uns nehmen. Je niedriger der Index, umso besser. Lebensmittel mit hohem Index machen dick. Es ist recht einfach, auf die *richtigen* Lebensmittel auszuweichen: Naturreis statt Schnellkochreis, trockener Wein statt Bier, Pellkartoffeln statt Ofenkartoffeln, Wasser statt Softdrinks, Honig statt Zucker, Vollkornbrot statt Weißbrot, statt süßem Obst wie Bananen lieber Äpfel oder Johannisbeeren. Wenn man Kartoffeln, Pasta & Co. richtig dosiert und nicht gerade jeden Tag isst, dann lebt man ausgewogen und gesund.

Letzter Tipp: Pasta al dente hat einen deutlich niedrigeren Glyx als weich gekochte Pasta. Wer sich und seiner immer gut beschäftigten Bauchspeicheldrüse einen besonderen Dienst erweisen möchte, isst nur drei Mahlzeiten am Tag mit je fünf Stunden Pause dazwischen, schränkt abends die Kohlenhydrate ein (oder lässt sie weg) und isst stattdessen mehr Eiweiß. So baut man quasi im Schlaf Fett ab und Muskeln auf. Doch Vorsicht! Man sollte den Körper nicht daran gewöhnen – am besten klappt es, wenn man Kohlenhydrate mal morgens, mal abends weglässt.

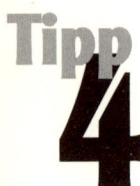

Wasser tut gut!

Wasser ist das Lebenselixir Nummer eins. Dabei ist es überall verfügbar, günstig und wertvoll. Und dennoch: Die meisten trinken zu wenig, vor allem ältere Menschen leiden unter einem zu gering ausgeprägten Durstdrang. Die Folgen können geistige Verwirrung und körperliche Defizite sein, die vermeidbar wären. So sollte sich jeder angewöhnen, an mehreren Stellen Wasserflaschen und Trinkgläser zu platzieren, um das Trinken schlichtweg nicht zu vergessen.

Wer abnehmen will, sollte morgens auf nüchternen Magen ein Glas Wasser trinken – das kurbelt die Verdauung an. Ein großes Glas Wasser vor jeder Mahlzeit hilft, das Hungergefühl wirksam zu dämpfen, sodass man schneller satt wird. Wer sich schlapp und müde fühlt, braucht übrigens nicht immer nur auf den Muntermacher Kaffee zurückzugreifen, sondern kann seinen Organismus auch mit einem Glas Wasser auf Trab bringen. Ein toller Energie-Booster ist ein zusätzlicher Schuss Apfelessig, vor allem am Morgen auf nüchternen Magen. Allerdings ist das Getränk nicht gerade jedermanns Sache. Sagen Sie sich einfach: *Wenn's hilft!* Augen zu und durch!

Wichtig sind auch Menge sowie Art und Weise des Trinkens. Am besten trinken Sie – gleichmäßig über den Tag verteilt – circa sechs bis acht Gläser Wasser in kleinen Schlucken. Niemals in großen Mengen und *auf einen Zug,* da der Organismus Wasser nur sehr begrenzt speichern kann. Nur in kleinen Dosen ist das wertvolle Nass sinnvoll, nur so können Zellen und Gehirn optimal versorgt werden. Wer Sport treibt, für den lautet die Faustregel: ein Glas Wasser *vor* dem Sport, zwei *nach* dem Sport, sofern es sich um moderate Sportarten handelt. Ein Marathonläufer hat natürlich einen ganz anderen Flüssigkeitsbedarf.

Welches Wasser ist nun zu empfehlen und welches nicht? Das ist im Grunde eine Frage der Ideologie … Heute definiert sich so mancher über *sein* Wasser (aus Italien, aus Frankreich, bei Vollmond geschöpft usw. …). Ich bin da pragmatisch und auf dem Boden. Zum einen bevorzuge ich – wenn ich Mineralwasser trinke – Wässer aus Deutschland, da sie zeitnah abgefüllt werden. Aber meist drehe ich einfach nur den Wasserhahn auf. Und warum auch nicht? Diese Variante ist gesund und günstig – und wer unsicher ist wegen des Härtegrads beim Wasser seiner Stadt, braucht nur bei Verbraucherzentralen oder der örtlichen Stelle für Wasserversorgung nachzufragen.

Zuckerhaltige Getränke sind die Hauptquelle für (über-)flüssige Kalorien. Also meiden Sie Säfte, Smoothies, Softdrinks und Shakes. Auch und besonders, nachdem Sie abgenommen haben.

Und wenn Sie wieder einmal zu wenig trinken, denken Sie einfach daran: Der Stoffwechsel verlangsamt sich bis zu vier Prozent, wenn er nicht genügend Flüssigkeit zugeführt bekommt. Die Folge: ein Pfund Fett mehr binnen sechs Monaten … das summiert sich. Also: Trinken, trinken, trinken!

Fluch der Genetik

Tipp 5

Gleichgültig, welches Ziel man im Leben anpeilt – abzunehmen, Karriere zu machen oder was immer – ohne Fleiß, Willen und Disziplin wird man keinen Erfolg haben. Doch gibt es immer auch einen unbekannten Faktor X, der besonders beim Abnehmen ein Wörtchen mitzureden hat, und das sind unsere erblichen Anlagen. Sie spielen ebenso eine Rolle für Leicht- oder Schwer-Abnehmen wie die Tatsache, ob man bereits als Kind dick war oder eben nicht. Menschen mit erblicher Veranlagung sowie von unvernünftigen Eltern dick gemästete Kinder werden sich später im Erwachsenenalter immer schwerer tun als andere, die lästigen Pfunde wieder loszuwerden.

Es gibt zahlreiche Studien, die zeigen, dass Übergewicht nicht nur mit falschen Essgewohnheiten, Umwelteinflüssen, mit Bewegung oder seelischen Problemen zu tun hat, sondern auch mit erblicher Veranlagung. Der Mensch ist prinzipiell nicht dafür *gebaut*, ein Leben in Überfluss und gleichzeitiger Bewegungslosigkeit zu verbringen. Und genau das findet ja heute statt. Angelegt ist der Mensch auf das Gegenteil. Das *Urprogramm*, das in uns allen noch gespeichert ist, lautet: Die Nahrung ist knapp, es gibt sie nicht täglich, und man muss weitere Wege zurücklegen, um daran zu kommen. Das jedenfalls war die Realität unserer Vorfahren. Heute ist es genau umgedreht: Wir ernähren uns viel zu üppig, mehrfach am Tag, die Nahrung ist überall und jederzeit zu erhalten, und wir bewegen uns kaum – schon gar nicht, um unsere Nahrung zu *erobern*. Die Folgen sind Übergewicht und weitere Zivilisationskrankheiten. Das sind, wenn man so will, die *Umweltbedingungen*, die für die Pfunde zuständig sind.

Die Wissenschaft hat mittlerweile herausgefunden, dass circa 50 bis 60 Prozent des Körpergewichts erblich bedingt sind. Genetische Anlagen sind also in ganz erheblichem Maße dafür verantwortlich, ob wir zu den Glücklichen gehören, die schnell abnehmen, oder zu den Unglücklichen, die bereits beim ersten Blick auf eine Praline zulegen ...

Nimmt man nun eine ungünstige erbliche Veranlagung an und addiert dazu ebenso ungünstige Umwelteinflüsse (wie: problemloser Zugang zu allen Lebensmitteln, Fastfood und zu wenig Bewegung), so ist das Übergewicht quasi programmiert. Da hilft nur eines: Wenigstens dort ansetzen, wo man aktiv etwas beeinflussen und verändern kann. Und das sind die Umweltbedingungen. Im Gegensatz zur genetischen Veranlagung können Sie hier gezielt gegensteuern. Genetik kann zwar einiges in puncto Übergewicht erklären, darauf ausruhen sollte sich aber niemand. Denn jeder kann eine Menge tun, um sein Gewicht positiv zu beeinflussen.

Gewicht nach (Gen)-Maß?

Tipp 6

Ich hatte einen Kollegen, der Unmengen in sich hinein-schaufeln konnte. Am Morgen frühstückte er zu Hause ausgiebig. Kaum war er im Büro, verspeiste er genüsslich eine Tüte (!) Nüsse, später gab es ein warmes (umfangreiches) Mittagessen, nachmittags Kuchen und abends wieder eine große Menge Nahrhaftes. Und, Sie erraten es, er war dürr wie ein Spargel. Während er mir gegenübersaß und genießerisch seine Nüsse zwischen den Zähnen knacken ließ, saß ich vor einem trockenen Brötchen und verstand die Welt nicht mehr. Er aß zehnfach so viel wie ich. Er war dünn, und ich war dick. War das etwa gerecht?

Ja, war es. Denn leider spielen Gene, Veranlagung und Ver-halten bei Fragen des Gewichts eine nicht zu unterschätzende und ausgewogene Rolle. Und auch die Tatsache, was früher, als wir Kinder waren, auf den Tisch kam und wie wir mit Essen auf spätere Verhaltensweisen geprägt wurden. Wissenschaftler ge-hen heute sogar so weit anzunehmen, dass die Basis für die spätere körperliche Konstitution bereits während der Schwan-gerschaft gelegt wird.

Dicksein liegt also oft auch *in der Familie*. Wer aus einer Familie stammt, in der fast alle mit dem Problem Übergewicht zu kämp-fen hatten, wird es sicherlich schwerer haben abzunehmen, aber es ist möglich – um diesen *Freibrief* von vornherein auszuschalten. Wenn auch sicher mehr Wille und Durchhaltevermögen not-wendig sind. Studien gehen davon aus, dass es zu etwa 50 bis 60 Prozent von den Genen abhängt, ob jemand dick wird oder nicht. Auch die *Dickmacher-Gene* hat die Wissenschaft mittlerwei-le identifiziert. So kann zum Beispiel die *Andockstelle* für das Sät-tigungshormon defekt sein, was zu einem pausenlosen Hunger der Betroffenen führt. Dennoch: Gene allein schaffen es nicht, jemanden über die Maßen übergewichtig werden zu lassen, denn am Entstehen von Übergewicht haben insgesamt bis zu 30 Faktoren Schuld – sie reichen von Erbanlagen über Umweltfaktoren bis hin zum persönlichen Lebensstil.

Wer übergewichtig ist, dem sei also nach wie vor geraten, das einzusetzen, was immer hilft und was in jedem Fall zu beeinflussen ist: Wille, Disziplin, eine gesunde Ernährung und viel Bewegung. Denn solange die Wissenschaft nicht weiß, wie man *Fettgene* effektiv ausbremst, wird dies der einzig mögliche Weg zum Abnehmen sein. Ein Trost dabei ist, dass die Präventivmedizin fortschreitet. Heute können Genprofile erstellt werden, dank derer man sieht, wie viel das Übergewicht mit Veranlagung zu tun hat – das ist der neueste Trend im Geschäft mit Abnehmen und Gesundheit. Aber diese Tests mittels Speichelprobe sind teuer – sie kosten 300 bis 400 Euro. Als Ergebnis bekommt man ein Genprofil samt passender individualisierter Diät. Das Genprofil entscheidet darüber, wie der Stoffwechsel Lebensmittel verwertet und welche Wirkung sie im Organismus entfalten. So kann die Gen-Wissenschaft eines Tages sicherlich beantworten, warum die eine Diät für Person X tauglich ist, aber nicht für Person Y. Ein klein wenig klingt das noch alles nach Science Fiction, aber es gibt bereits eine Reihe von Instituten, die auf diesem Gebiet sehr erfolgreich arbeiten.

Dennoch: Bleiben Sie kritisch. Möglicherweise lohnt es sich zu warten, bis diese Art Forschung aus den Kinderschuhen herausgewachsen ist. Wer sich jedoch für das Thema interessiert, recherchiert am besten im Internet unter den Suchbegriffen *Genprofil* und *Abnehmen*.

Tipp 7

Lieber Apfel oder Birne?

Die Antwort auf diese Frage ist ganz klar: Die Birne siegt auf ganzer Linie. Wir sprechen in diesem Kapitel nicht davon, welche Obstsorte die gesündere, sondern welche Körperform die lebensverlängernde ist. Die Wissenschaft hat erkannt, dass Menschen, deren Fettpolster sich hauptsächlich am Bauch befinden, klar im Nachteil sind. Fett-polster, die sich um den Darm angesiedelt haben – man nennt dieses Fett auch *viszerales Fett* – beeinflussen den Stoffwechsel ne-gativ, indem sie entzündungsfördernde Botenstoffe produzieren (siehe auch Tipp 37). Die schädlichen Fettsäuren, die ins Blut ab-gegeben werden, führen unter anderem zu Entzündungen an den Gefäßwänden und zu einer Funktionsstörung der Innenschicht der Blutgefäße, was als Grundlage für Arteriosklerose und Dia-betes gilt. Menschen mit Apfelform neigen daher sehr viel stär-ker zu Erkrankungen des Herz-Kreislauf-Systems sowie zu Fettstoffwechselstörungen als Menschen mit verhältnismäßig wenig Bauchfett.

Wer sich also kritisch im Spiegel betrachtet und zu dem Er-gebnis kommt: *Ja, ich habe die Apfelform,* dem sei dringend geraten, mehr Sport zu treiben, abzuspecken und – wenn es sich nicht mehr vermeiden lässt – gemeinsam mit dem Hausarzt über eine entsprechende Medikation nachzudenken.

Denn: Nicht nur das Risiko für Herz-Kreislauf-Erkrankun-gen steigt, wenn der *Rettungsring* sich in erster Linie am Bauch be-findet. Sondern auch das Risiko, an Demenz zu erkranken (sie-he auch Tipp 38)! Es ist zwar noch recht unklar, wie viszera-les Fett Demenz beeinflussen kann, doch Studien sprechen da-für, dass dieser Zusammenhang besteht. Nachdem immerhin nahezu 50 Prozent aller Erwachsenen zuviel Speck um die Leibesmitte tragen, wird die Wissenschaft ein Interesse daran ha-ben, diesen Beziehungen möglichst bald auf die Spur zu kom-men.

Hungern macht dick

Tipp
8

Wer abnehmen will, muss essen. Hungern bringt außer einem kurzfristigen Erfolg und viel schlechter Laune nichts. Im Gegenteil: Nach einer Gewichtsabnahme wird man schneller zunehmen bei gleichzeitig immer weniger Essen.

Nach jeder Diät werden die Pfunde so schneller denn je auf die Rippen *gezaubert*.

Übergewichtige Menschen neigen oft zu Extremlösungen. Erst wurde jahrelang extrem viel gegessen, dann wird gehungert, um dem Körper das überschüssige Fett möglichst rasch abzuringen. Das kann funktionieren, doch geht dies nur über eine kurze Zeit gut; außerdem muss man bestimmte Regeln berücksichtigen (zum Beispiel genügend Eiweiß zu sich zu nehmen), um sich nicht zu schaden und um den Jojo-Effekt auszubremsen. Meist hat extremes Hungern jedoch nur negative Folgen. Beim Hungern stellt sich – wie hinlänglich bekannt – der Körper auf *Sparflamme* um, da er meint, eine (erneute) Hungersnot sei ausgebrochen. Die natürliche Konsequenz ist, dass alle Reserven gehortet werden, was sich primär in einem langsamer arbeitenden Stoffwechsel bemerkbar macht. Isst ein solch ständig hungernder Mensch dann wieder *normal* (also nicht mal übermäßig viel), wird alles, was er zu sich nimmt, als Extra-Sicherheit in Form von Fett auf Schenkeln, Bauch und Hüfte eingelagert. Denn das hat der Körper durch die zahlreichen Diäten und das immer wiederkehrende Hungerritual gelernt: Die nächste Hungersnot kommt bestimmt, und je mehr Fettreserven für diese düsteren Zeiten zur Verfügung stehen, desto besser.

Übrigens: Eine Studie der *Dietetic Association* aus dem Jahre 2004 sagt, dass der Jojo-Effekt sogar ernsthaft krank machen kann, da das ewige Auf und Ab des Körpergewichts das Immunsystem schwächt, indem die Killerzellen ihre Aktivität mindern.

Die Moral von der Geschichte? Legen Sie strenge Diäten ein für alle Mal ad acta und lernen Sie, Ihren Körper und seine Bedürfnisse wieder neu zu entdecken. Natürlich wird der Hunger immer wieder präsent sein, wenn Sie die Energiebilanz nach unten korrigieren. Um dieses nagende Gefühl besser aushalten zu können, gibt es ein paar Tricks: Essen Sie langsam und kauen Sie jeden Bissen gut. Genießen Sie das, was Sie essen, in vollen Zügen.

Schmecken Sie bewusst. Bevorzugen Sie ballaststoffreiche Nahrungsmittel wie Vollkornprodukte, eiweißhaltige Lebensmittel, Obst und Gemüse. Hören Sie mit dem Essen auf, sobald Sie satt sind, und trinken Sie vor jedem Essen ein großes Glas Wasser. So werden Hungergefühle gut in Schach gehalten.

Die Energiebilanz macht's!

Tipp 9

Es kann einen schon das große Mitleid überkommen, wenn man – leider vorzugsweise – Frauen beobachtet, die jeden Monat eine neue Glück verheißende *Diät-Sau* durch's Dorf treiben. Heute schwört man auf *low fat,* morgen auf *low carb,* übermorgen auf Glyx, dann wiederum muss der angestaubte Atkins herhalten, und einen Monat später ist man auf dem Trennkost-Trip. Bei jedem Anlauf weichen die Pfunde weniger schnell, finden sich aber nach Abschluss der Diät umso schneller wieder auf Rippen und Hüften. Warum dies der Jojo-Effekt immer wieder sehr erfolgreich zuwege bringt, erklärt dieser Ratgeber an verschiedenen Stellen.

Natürlich wird es Menschen geben, die mit der einen oder anderen Diät einen besseren oder schlechteren Erfolg verbuchen können; natürlich spricht auch nichts gegen neuere Erkenntnisse, so zum Beispiel abends keine Kohlenhydrate mehr zu sich zu nehmen, aber unter'm Strich wäre alles sehr viel simpler, wenn einfach nur eine einzige Regel berücksichtigt würde: Allein die Energiebilanz zählt bei dem, der langfristig und erfolgreich abnehmen will. Mit anderen Worten: Wer über einen längeren Zeitraum weniger zu sich nimmt, als sein Körper braucht, wird einfach abnehmen müssen. Anders geht es physiologisch nicht.

Das setzt natürlich voraus, dass Sie wissen, wie viel Energie Ihr Körper braucht. Um dies herauszubekommen, sollten Sie eine kurze Rechnung anstellen, die Ihren Grund- und Gesamtenergieumsatz zeigt. Das allein kann schon ernüchternd genug sein ... So liegt mein Grundumsatz bei nur knapp 1500 Kalorien, der Gesamtenergieumsatz bei knapp 2000 Kalorien (bei drei bis vier Sporteinheiten in der Woche). Alles, was ich darüber hinaus an Kalorien zu mir nehme, wird sofort in Fett umgewandelt und gespeichert. Der Grundumsatz ist übrigens die Energie, die der Körper bei völliger Ruhe und nüchtern zur Aufrechterhaltung seiner Funktion benötigt (einschließlich Schlaf). Der Gesamtenergieumsatz ist jene Energie, die pro Tag benötigt wird, um das Gewicht zu halten (einschließlich körperlicher Aktivitäten). Diese Parameter sind schnell berechnet. Gehen Sie zum Beispiel auf http:// jumk.de/bmi/grundumsatz.php und binnen weniger Klicks kennen Sie Ihre persönlichen Daten.

Diätpläne sind also nur für Menschen gut, die ohne Pläne nicht zurechtkommen und sich daran festhalten müssen. Für alle anderen gilt: Einfacher ist besser und effektiver. Einfach nur die Kalorienmenge reduzieren und komplizierte Diätpläne am besten über Bord werfen. Das bedeutet übrigens im Klartext: Selbst, wer alles isst (auch Pizza und Schokokuchen), gleichzeitig aber den täglichen Kalorien-Konsum einschränkt, wird schneller abnehmen als jene, die auf Ananas, Kartoffel oder Eiweiß setzen. Grübeln über die Anteile von Fett, Kohlenhydraten oder Eiweiß ist sicherlich im Sinne einer ausgewogenen Ernährung sinnvoll, Abnehmen geht aber auch anders – und obendrein leichter.

Tipp 10
Die Zunge – das Zünglein an der Waage?

Eine zunächst merkwürdige Vorstellung: Kann unsere Zunge wirklich (mit) schuld daran sein, dass wir zunehmen? Was zunächst wie ein schlechter Witz klingt, ist jedoch das Ergebnis einer australischen Studie, die im März 2010 im *British Journal of Nutrition* veröffentlicht wurde: Möglicherweise sei es möglich, so die Studie, dass der

Mensch auch Fett als eigenen Geschmack wahrnehmen könne – und dass genau diese Eigenschaft das Gewicht beeinflussen könne.

Stand der Dinge war bisher, dass die Zunge im Stande ist, fünf Qualitäten zu schmecken: süß, salzig, bitter, sauer und umami (1908 hat der japanische Wissenschaftler Ikeda das Glutamat als den verantwortlichen Wirkstoff isoliert und vertrat als erster die Meinung, dass es sich bei der Wahrnehmung dieses Stoffes um eine eigenständige Geschmacksrichtung handelt). Die Forschergruppe von der australischen *Deakin University* will nun noch eine sechste Wahrnehmung speziell für Fett entdeckt haben. Die *Medical Tribune* vom 19. März 2010 schrieb zu diesem Thema: In Versuchen an 30 Probanden konnten diese aus ansonsten völlig geschmacksneutralen Lösungen verschiedene Fettsäuren herausschmecken. Außerdem ermittelten die australischen Forscher, dass Menschen mit guter Fettwahrnehmung weniger davon essen und dafür mit einem niedrigeren BMI belohnt werden. Probanden, die Fett nur schlecht schmecken, verzehren mehr davon und neigen zur Leibesfülle.

Was wir mit diesen Erkenntnissen anfangen können? Kurz und knapp: Es gibt offenbar einen Zusammenhang zwischen Körpergewicht und der Fähigkeit, Fett zu erschmecken. Oder, anders ausgedrückt: Fehlt der Geschmack für Fett, können sich Pfunde schneller anlagern.

Und noch eine Anmerkung zum Thema *Schmecken und Übergewicht:* Eine andere Studie belegt, dass Übergewichtige schwächer auf süßen Geschmack reagieren, *süß* also weniger gut schmecken können – und deshalb mehr Süßigkeiten essen. Was sich mit den Ergebnissen deckt, dass dicke Menschen weniger Dopamin produzieren. Dopamin ist ein Botenstoff, der Wahrnehmung und Gefühle beeinflusst. Wenn Drogen eingenommen werden, intensiviert sich das Glücksgefühl, was auch damit zu tun hat, dass verstärkt Dopamin ausgeschüttet wird. Wenn also die natürliche Dopamin-Produktion reduziert ist – wie bei Übergewichtigen oft der Fall – wird dies oft durch zuckerhaltige Nahrungsmittel kompensiert, zumal Dopamin auch das *Belohnungssystem* stimuliert. Genau diese Belohnung holen sich Menschen dann gerne über Süßigkeiten.

Tipp 11
Irreführung der Geschmacksnerven

Die Lebensmittelindustrie setzt Aromastoffe und Geschmacksverstärker ein, um ihre Produkte intensiver und würziger schmecken zu lassen. Und auch, um dem Koch oder der Köchin zu Hause das Leben zu erleichtern. Statt selbst eine Gulaschsoße zu kochen, reißt man einfach einen Beutel auf, rührt den Inhalt mit Wasser an – und schon ist das Gulasch so gut wie fertig. Zudem schmeckt's irgendwie auch deftiger, peppiger, intensiver als selbstgemacht. Genau das ist das Trickreiche an Aromastoffen und Geschmacksverstärkern: Der Konsument gewöhnt sich an sie und zwar so sehr, dass das eigene, gesund und natürlich hergestellte Essen dagegen nichtssagend und langweilig schmeckt. Hersteller von Ökoprodukten können ein Lied davon singen. Es dauerte eine ganze Weile, ehe der Verbraucher die scheinbar fade und nur leicht rosa schimmernde Bio-Wurst akzeptierte, weil er sie nicht unter *natürlich* einordnen konnte. Die Waren aus der *normalen* Metzgerei schmeckten doch auch anders!

Geschmacksverstärker sind chemische Substanzen, die keinen eigenen Geschmack besitzen, dafür aber die Fähigkeit haben, den Eigengeschmack von Lebensmitteln zu intensivieren. Bestimmte Geschmacksverstärker (Glutamate) stehen in Verdacht, das berüchtigte *China-Restaurant-Syndrom* auszulösen – Schwächegefühl, Kopfschmerzen, Taubheitsgefühle in Nacken, Rücken oder Armen. In zahlreichen China-Restaurants gibt es mittlerweile die Gerichte ohne Glutamat, was sicherlich ein Fortschritt ist – auch wenn ich den eifrigen Aussagen der immer freundlichen Mitarbeiter von China-Restaurants nicht immer meinen Glauben schenke. Glutamat kann außerdem Allergien auslösen.

Etliche Forscher sind der Meinung, dass Geschmacksverstärker den Appetit anregen und damit das Gewicht ungünstig beeinflussen. Dieses Phänomen kann jeder an sich selbst beobachten, vor allem, wenn man eine Tüte Chips knabbert – irgendwie macht das Zeug *süchtig,* und meist gibt man nicht eher Ruhe, als bis der letzte Krümel aufgegessen ist.

Vorsicht ist also geboten bei Lebensmitteln, denen besonders viel Glutamat zugesetzt ist, wie es zum Beispiel der Fall ist bei Fertig- und Kartoffelgerichten, Pizzen, Chips oder asiatischem Essen. Die EU erlaubt sechs Glutamat-Lebensmittelzusätze. Die müssen auf den Verpackungen als E-Nummern 620 bis 625 gekennzeichnet sein. Dabei benutzen die Hersteller am häufigsten das so genannte Mononatriumglutamat, das sich hinter der Nummer E 621 verbirgt. Da hilft also nur eines beim Einkauf: sorgfältig die Inhaltsstoffe studieren … und sich im Zweifelsfall doch dafür entscheiden, ohne das Produkt auszukommen. Es kann nicht schaden, sich im Zuge einer Veränderung des Lebensstils langsam wieder *umzuerziehen,* um das gesunde, natürliche und frisch zubereitete Essen, ganz frei von Zusatzstoffen jeglicher Art, wieder schätzen und genießen zu lernen.

Vom Falschen zu viel, vom Richtigen zu wenig

Tipp 12

Sieht man sich die Essgewohnheiten von Übergewichtigen an, so fällt immer wieder auf, dass die Menge oft gar nicht so entscheidend ist für das Zunehmen, sondern das, *was* gegessen wird. Man kann es auf den schlichten Nenner bringen: Vom Falschen zu viel, vom Richtigen zu wenig. Zu viele und falsche Fette (tierische und Transfette), zu viele Fleisch- und Wurstwaren, die falschen Kohlenhydrate (Süßwaren und Weißmehlprodukte), zu viele Diäten, zu wenig

Bewegung, zu wenig Obst, Gemüse und pflanzliche Fette – das alles baut Muskeln ab und Fett auf, ganz abgesehen davon, dass man mit dieser Ernährungsweise keinen Beitrag zur eigenen *Gesundheitserziehung* leistet.

So ist es dann auch kein Wunder, dass sich – übrigens fast unbemerkt vom öffentlichen Bewusstsein – vor allem unter Kindern ein neues Phänomen breit macht: Viele Kinder sind übergewichtig und gleichzeitig mangelernährt. Der Ernährungsmangel an Vitaminen und wertvollen Nährstoffen bewirkt eine geistige und körperliche Fehlentwicklung und eine Schwächung des Immunsystems. Minderwertige Lebensmittel wie Fastfood, Softdrinks, Süßigkeiten, Kekse und Weißmehlprodukte sorgen für diese ungute Allianz und schließlich Bilanz.

Dazu gesellt sich die fatale Auswirkung des sogenannten Convenience-Foods, eine Erfindung der einschlägigen Industrie, die verstanden hat, dass viele heute nach schneller, aber geschmacklich interessanter Ernährung streben. Dank zahlreicher Geschmacksverstärker schmecken diese Lebensmittel aus der Tüte, Dose oder dem Tiefkühlfach, sie sind nicht teuer, und sie sind im Nu in der Mikrowelle oder im Herd erwärmt.

Dabei ist richtig essen so einfach und kann (fast) genauso schnell gehen wie der Konsum von Convenience-Food. Wenn diese Argumente noch nicht überzeugen, so vielleicht ein anderes: Frische, ausgewogene Ernährung mit jeder Menge Vitaminen, Mineralien, hochwertigen Fetten und Ballaststoffen ist das beste Anti-Aging-Mittel überhaupt. Wer sich gesund ernährt, tut auch sonst eine ganze Menge für sich! Täglich Obst und Gemüse, ein paar Nüsse, wenig Fleisch (und wenn, dann weißes Fleisch oder Fisch) und Vollkornprodukte – und schon sieht Ihre Ernährung sehr gut aus. Dazu wenig Zucker und kaum Alkohol … das wäre bereits ein guter Start.

Kein Tag ohne Frühstück

Der meistgehörte Satz in meinen Coachings als Erklärung dafür, dass man nicht abnimmt, lautet: *Dabei
frühstücke ich doch kaum!* Bingo! Genau hier liegt das
Problem. Wer nicht oder das Falsche frühstückt, wird in der Tat
schwer abnehmen, da sich damit eine ungute Kettenreaktion in
Gang setzt. Ohne Frühstück wird der Stoffwechsel nicht angekurbelt, ohne Frühstück wird all das, was später gegessen wird,
umso schneller in Fettpolster verwandelt (Stichwörter: Energie-
sparmodus! *Hungersnot!*), ohne Frühstück bekommt der Körper
die so wichtigen Nähr- und Vitalstoffe nicht, die er braucht, um
all seine Funktionen in Gang zu setzen und aufrecht zu erhalten. Ohne Frühstück also kein optimaler Start in den Tag.

Wer zwar frühstückt, aber das Falsche isst, macht es dem Körper nicht minder schwer. Ein Marmeladenbrötchen am Morgen
ist so ziemlich das Schlechteste, was Sie Ihrem Körper anbieten
können. Zucker und Weißmehl lassen den Blutzuckerspiegel
nach oben schnellen und eine rasche Ausschüttung von Insulin
folgen – und das führt schnell zu immer größerem Hunger. Außerdem wird die Fettverbrennung erschwert oder sogar blockiert.

Richtig frühstücken heißt: langsam verdauliche Kohlenhydrate
(Vollkornprodukte) sowie Eiweiß in Form von Milchprodukten
und Eiern. So starten Sie gesund in den Tag. Außerdem vermeiden Sie auf diese Weise Heißhunger-Attacken zum Mittagessen,
können insgesamt viel besser Maß halten und auch auf Snacks
zwischendurch viel leichter verzichten. Studien haben übrigens
ergeben, dass gute Frühstücker in der Regel insgesamt leistungsfähiger und gesundheitsbewusster leben als andere. Den opti-
malen Start in den Tag können sich bisherige Frühstücksmuffel
antrainieren. Das Argument *Ich bekomme am Morgen einfach nichts
rein!* zieht nicht wirklich. Auch ich gehörte in meinen dicken Zeiten zu denjenigen, die nicht oder kaum oder falsch frühstückten.
Heute ist das Frühstück ein fester Bestandteil meines Tages und

ich versuche, meinem Körper bereits hier Gutes zu tun. Was nicht bedeutet, gegen sein Körpergefühl und seinen individuellen Rhythmus zu wirken. Wer am Morgen tatsächlich nicht viel essen kann, muss das ja auch nicht tun. Ein wenig allerdings – und von dem Wenigen wiederum das Richtige. Dann wäre schon viel erreicht.

Und noch ein Hinweis am Rande: Wer partout nicht auf das Marmeladenbrötchen verzichten kann, muss das auch nicht tun. Ein Vollkornbrötchen, dick mit Magerquark und zuckerreduzierter Marmelade bestrichen – das ist *erlaubt*. Und schmeckt auch nicht schlechter als das *andere*. Versuchen Sie es einfach. Oft ist es die Summe vieler Kleinigkeiten, die zum Erfolg führt.

Tipp 14   Spät essen – ja oder nein?

An dieser Frage scheiden sich die Geister. Die einen sagen: Es kommt allein auf die Energiebilanz an – gleichgültig, wann gegessen wird. Das würde bedeuten: Auch um 22 Uhr ist noch ein Schweinebraten möglich, wenn man tagsüber sehr wenig gegessen hat. Die anderen sagen: Nein, man soll abends weder spät noch kohlenhydratlastig essen. Was stimmt denn nun? Auch hier gilt wieder: auf die eigenen Erfahrungen und Beobachtungen hören. Sie allein wissen am besten, ob Essen am Abend bei Ihnen anschlägt oder nicht. Bei mir ist der Fall klar. Selbst wenn ich tagsüber kaum etwas gegessen habe (kommt schon mal vor – vor allem, wenn ich unterwegs bin) und dann abends *zuschlage:* diese Kalorien habe ich mit Sicherheit am nächsten Tag auf den Hüften, vor allem, wenn neben dem Essen auch noch Alkohol konsumiert wurde. Die Ursache: Der Stoffwechsel verlangsamt sich zum Abend hin – man sollte seinen Körper also nicht mit Unmengen Verdauungsarbeit traktieren. Ich bin also zweifellos der Typ, der abends weder spät noch viel essen sollte. Doch das ist bei jedem anders. Wer zum Beispiel nach dem Abendessen noch Sport treibt, wird mit einiger

Wahrscheinlichkeit kein Gewichtsproblem haben. Machen Sie also einen zweiwöchigen *Selbstversuch* – und finden Sie heraus, zu welcher *Sorte* Abendesser Sie gehören.

Ein aktueller Abnehmtrend lautet kurz gefasst: *Morgens Kohlenhydrate, mittags gemischt, abends Eiweiß.* Durch ein eiweißreiches Abendessen soll die nächtliche Fettverbrennung angekurbelt werden. Denn wenn keine Kohlenhydrate da sind, die bevorzugt für die Energiegewinnung verwendet werden, schmelzen die Fettreserven – das Abnehmen geht leichter.

So weit die Theorie, die auch funktionieren kann. Ob sie es auch bei Ihnen tut, lässt sich nur – wie zuvor gesagt – im Selbsttest klären. Wein oder Bier am Abend sind natürlich (leider) kontraproduktiv, weil Alkohol ebenfalls die Fettverbrennung hemmt. Idealerweise sollten also abends nur Gemüse in allen möglichen Variationen (auch überbacken) oder Eier, Käse, Fisch, Hüttenkäse oder mageres Fleisch gegessen werden. Kohlenhydrat-Liebhabern, die ungern auf Brot, Nudeln, Kartoffeln und Reis verzichten, wird die Umstellung auf diese Kost am Anfang schwer fallen.

Aber es geht auch anders: Ich selbst habe mittlerweile 60 Kilo abgenommen, indem ich mich schlicht und einfach nach meiner eigenen Methode ernährt habe (siehe mein erstes Buch: *Maßlos;* Bookspot Verlag 2009) – und war damit sehr erfolgreich. Und das bis heute, ohne Rückfälle, ohne meinen ungeliebten Freund Jojo … Sie sehen: Es geht.

Doch wem der abendliche Eiweiß-Trip nichts ausmacht, kann ja darin schwelgen. Denn ohne Zweifel: Eiweiß ist nachgewiesenerweise der Nährstoff, der am besten und längsten sättigt.

In's Bett ohne *Hupferl*

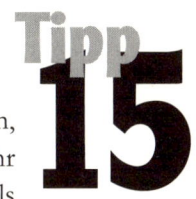
Tipp
15

Ach, wie war das früher schön, als wir Kinder waren, verhätschelt und verwöhnt wurden (übrigens: mehr von den Großmüttern als den eigenen Müttern!) – als wir, ehe es ans Schlafen ging, noch mit einem letzten süßen Gruß in Morpheus' Arme übergeben wurden. Das Betthupferl … eine angenehm warme Erinnerung kommt auf, wenn wir an diesen Brauch unserer Kindertage auch nur denken. Der war natürlich – um es ganz brutal zu sagen – in gesundheitlicher Hinsicht grober Unfug. Die Zahnärzte können ein Lied davon singen, aber auch die Psychologen: Belohnt werden, um endlich quengelfrei einzuschlafen? Das ist sicher ein sehr bequemer, aber ebenso sicher ein falscher Weg.

Und dennoch: Wir alle, die das Betthupferl in dieser politisch ganz und gar unkorrekten Weise genossen haben, denken gerne und mit großer Sympathie an diese lieb gewonnene Sitte zurück. Und genau dieses Gefühl wird in unserem Unterbewusstsein wach, wenn wir kurz vor dem Schlafen oder in der Nacht noch etwas *brauchen*. Brauchen tut unser Körper objektiv freilich gar nichts, denn ab circa 17 Uhr schalten unsere Körperfunktionen bereits einen Gang zurück, um sich für die Nacht zu rüsten. Unsere Vorstellungskraft braucht allenfalls etwas, unsere Gelüste … oder weil wir mit uns im Unreinen sind und irgendeine Leere füllen möchten.

Also sollten wir uns mental umprogrammieren. Wir können (und sollen sogar) mit Freude an das Betthupferl von einst denken, aber heute, in unserem Erwachsenenleben, sollten wir einfach woanders weiterträumen. Unserer Gesundheit und Figur zuliebe. Vielleicht hilft auch eine andere Planung? Indem Sie zum Beispiel früher essen, hat noch ein abendlicher (leichter und gesunder) Snack Platz. Und wenn alle Stricke reißen: Ein Glas Milch, wenn es denn sein muss oder der Schlaf nicht kommen mag … das sollte erlaubt sein und wird nicht schaden. Ein absolutes Unding sind jedoch alle zucker- oder kohlenhydrathaltigen Nahrungsmittel vor dem Schlafen.

Slowfood statt Fastfood

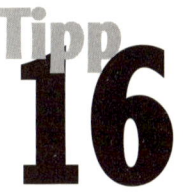

Tipp 16

Ich gestehe es gerne und ohne rot zu werden: Selbst heute noch habe ich gelegentlich eine ungeheure Lust auf einen großen, dicken, weichen, saftigen Burger, auf eine Pizza oder einen Döner. Und … natürlich gönne ich mir die Objekte meiner Begierde, meinen Prinzipien folgend, das zu essen, worauf ich Lust habe, und nicht das, was ich eigentlich – *diättechnisch korrekt* – essen sollte. Auch habe ich mir abgewöhnt, das Essen pausenlos zu bewerten (zu fett, zu trocken, zu wenige Vitamine, *verboten* usw.), sondern folge meinem Instinkt. Bis hierhin war ein weiter Weg, aber er hat sich gelohnt, in jeder Hinsicht. Seit mein Instinkt und meine Lust über den Speisezettel entscheiden, gibt es nicht, wie vielleicht zu vermuten wäre, nur noch Fastfood und andere Dickmacher, nein, es gibt einfach alles und – nahezu automatisch sowie ganz *natürlich* – vorwiegend gesunde Lebensmittel.

Dennoch bin ich ein großer Fan von Slowfood geworden. Hier geht es nicht darum, langsam zu essen, Slowfood ist eine Einstellung, eine Bewegung, die mittlerweile über zwanzig Jahre alt ist. Slowfood bedeutet eine besondere Haltung zum Essen. Es bedeutet, gezielt Produkte zu verwenden, die nicht (wie Turbo-Hähnchen oder Gen-Getreide) gegen die Natur entstanden sind. Slowfood bedeutet, Nahrungsmittel sorgfältig auszusuchen (dann gäbe es auch keine Gammelfleischskandale!), sie mit Zeit und Muße frisch zuzubereiten – und auch den Wert von Nahrung zu respektieren. Mit anderen Worten: Man sollte bereit sein, für gute Lebensmittel auch gutes Geld hinzulegen, lieber weniger als mehr zu konsumieren. Slowfood meint auch, sich nicht nur Zeit für das Kochen zu nehmen, sondern auch Zeit für das Essen – am besten ohne Druck und innerhalb der Familie. Die Themen Nachhaltigkeit, regionale Produkte, artgerechte Tierhaltung, Verzicht auf umweltschädigende Gifte, Deklaration von Inhaltsstoffen sind des Weiteren wichtige Inhalte der Slowfood-Bewegung.

Ich bin natürlich nicht unrealistisch. Mir ist klar, dass man Slow-food, wenn man einen hektischen Alltag hat, nicht immer lückenlos integrieren kann. Das verlangt auch keiner. Aber vielleicht einmal in der Woche – oder nur am Wochenende? Slow-food bedeutet automatisch, sich gesünder und wertvoller zu ernähren, was fraglos auch der Figur zugute kommt. Versuchen Sie es.

Tipp 17 Gut gekaut ist halb gewonnen

Unsere Zähne führen ein trauriges Schattendasein. Kaum einer erinnert sich noch daran, dass man sie auch *Kauwerkzeuge* nennt und dass sie eine wichtige Funktion innerhalb der Verdauungskette haben. Wer seine Zähne nicht zum Kauen nutzt, macht sie nicht besser. Warum muss heute nur alles weich und matschig sein? Es ist doch eine Freude, etwas Härteres zu kauen, es systematisch zu zerkleinern und den Speisebrei schließlich herunterzuschlucken.

Kauen ist deshalb bedeutsam, weil durch den Akt des Kauens dem Verdauungstrakt, wenn es richtig gemacht wird, eine Menge *Arbeit* abgenommen wird. Die Zähne zerkleinern die Nahrung, der Speichel hilft bei der enzymatischen Aufspaltung des Essens. Auf diese Weise gelangt der Speisebrei ideal aufbereitet in den Magen.

Eine weitere wichtige Funktion des richtigen Kauens ist: Je besser gekaut wird, desto länger braucht man beim Essen, desto zuverlässiger wird das Signal *Ich bin satt!* an das Gehirn *gefunkt*. Außerdem: Der Blutzucker steigt – selbst bei kohlenhydrathaltigem Essen – nicht so schnell an wie bei *Schlingen,* was gut ist für die Figur und das Diabetes-Risiko senkt. Wer ruhig und entspannt isst, wird außerdem viel seltener unter Sodbrennen, Völlegefühl, Blähungen und Magendrücken leiden. Und der Geschmack kann sich so auch in voller Breite entfalten. Das sind doch eine Menge guter Gründe, den Zähnen und dem Kauen fortan mehr Aufmerksamkeit und Bedeutung zu schenken.

Qualität statt Quantität

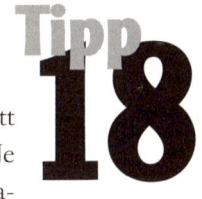

Tipp 18

In meiner *dicken* Zeit musste es vor allem viel und fett sein. Die Qualität spielte keine Rolle. Im Gegenteil: Je mehr *Junk* (engl. *Müll*), desto besser. Das hatte damals einerseits wohl mit meiner eigenen Problematik als Sucht-Esserin zu tun. Andererseits ist bekannt, dass das *Food-Design* von Fastfood besonders wirksam ist, wenn es darum geht, Bedürfnisse zu befriedigen. Dieser Mechanismus trifft aber auch auf andere Übergewichtige zu, die nicht aus einem psychischen Problem heraus essen, sondern weil sie es nicht besser wissen oder einfach nur gerne essen und sich zu wenig bewegen. Es wird generell zu viel, zu fett, zu schnell und zu lieblos gegessen. Lieblos deshalb, weil vielfach einfach nur Wurst- und Käsepackungen aufgerissen und achtlos auf den Tisch gelegt werden, statt die Lebensmittel wenigstens in einer minimal adretten Weise auf dem Tisch zu arrangieren. Von einem *schönen* Tisch, der die Nahrung (und die Vertilger derselben) würdigt, kann dabei noch nicht die Rede sein.

Dabei ist unser Körper das wertvollste Gut, das wir haben. Ohne ihn geht nichts, ohne sein Funktionieren gibt es nur Krankheit und Elend. Warum nur statten viele Menschen ihr Auto mit den teuersten Reifen, dem besten Motoröl und der angesagtesten Stereoanlage aus, für den eigenen Körper hingegen reichen minderwertige Nahrungsmittel? Unser Organismus ist eine hochkomplizierte Maschine, ein Wunderwerk, über das man täglich erneut staunen und für das man dankbar sein sollte. Damit diese Maschine möglichst lange rund läuft, braucht sie gute Öle, wertvolle Mineralien und Vitamine, bestes Eiweiß und solide Ballaststoffe. Hier ein schneller Burger, dort eine hastige Pizza und dann wieder ein paar Riegel Süßes – das ist oft alles, was das Wertvollste in unser aller Leben von uns bekommt. Dazu Hetze, Stress, kaum Beachtung, kaum Bewegung – sind wir da auf dem richtigen Wege? Wohl kaum.

Denken wir also um: Lieber weniger, dafür aber besser essen. Frisch, saisonorientiert, wenig Fleisch, dafür viel Grünzeug – und das in erster Linie aus Quellen, die lustvolles Essen ohne schlechtes Gewissen möglich machen. Gammelfleisch ist nur deshalb ein Thema, weil der Verbraucher immer mehr Fleisch zu immer (noch) günstigeren Preisen haben will, denn der Verbraucher hat die Macht, wer sonst? Nun taucht sicherlich gleich das Argument auf: Nicht jeder kann sich Bio-Ware leisten. Ich sage: Doch, jeder kann!

Es liegt nur daran, was und wie viel wir davon essen. Wer jeden Tag Fleisch haben muss, der kann sich auf Dauer Bioware vermutlich wirklich nicht leisten (vor allem dann nicht, wenn er eine Familie ernähren muss), aber täglich Fleisch ist sowieso ungesund. Einmal in der Woche würde auch ausreichen. Und wenn man nicht so viel isst, werden auch die Ausgaben – trotz biologisch wertvoller Lebensmittel – nicht höher sein als vorher. Ich habe schon so oft Mütter mit Kindern bei McDonalds und Burger King beobachtet, denen man ansieht, dass sie nicht viel Geld haben. Aber: Für das, was dort ausgegeben wird, kann man spielend Spaghetti mit gesunder und frischer Tomatensoße kochen. Alles eine Frage des Wollens. Man sollte es sich nicht immer so leicht machen, denn darum geht es vielfach.

Unser aller Anliegen sollte sein: *Qualität statt Quantität*. Wir als Konsumenten sind für die eigene Ernährung und damit Gesundheit zuständig, sonst niemand. Da viele Risiken für unser Wohlbefinden in falscher Ernährung bestehen, könnte für künftige Reformen des Gesundheitswesens die Eigenverantwortung bei den Krankenversicherern eine stärkere Rolle spielen – andere Länder sind schon auf diesem Weg. Übrigens: Wer bewusster isst, fördert auch eine nachhaltige Landwirtschaft und damit unsere Umwelt und unsere Lebensgrundlagen.

Weniger und besser ist also in vielen Bereichen einfach mehr.

Vom Wert der Tischkultur

Tipp
19

Es macht einen großen Unterschied für unser Essverhalten, wie und wo wir essen (siehe auch Tipp 28). Essen wir am Steuer, am Schreibtisch oder auf der Straße, meldet das unserem Organismus *Es muss schnell gehen*. Und das tut es dann auch. Essen wir beim Fernsehen oder Arbeiten, signalisiert das *Es geht nebenbei* – und auch das ist dann so. Was beim schnellen und unbewussten Essen passiert, ist klar: Wir essen unkontrolliert, zu schnell, zu viel, meist auch zu fett (Fastfood).

Wer abnehmen will, sollte zunächst also etwas an diesen Gewohnheiten verändern. Trainieren Sie, sich nur und ausschließlich auf das Essen zu konzentrieren. Das bedeutet: Schaffen Sie sich eine schöne, ruhige Umgebung und Atmosphäre für das Essen. Das beginnt beim Frühstück. Essen Sie bewusst – ohne Zeitung oder gar Morgenfernsehen! Genießen und schmecken Sie, gönnen Sie sich am Morgen eine halbe Stunde ganz für sich oder für Ihre Familie. Körper und Seele werden es Ihnen danken. Wenn Sie mittags am Schreibtisch essen müssen (das kommt ja vor), dann ist das kein Problem. Essen Sie Ihr Sandwich oder Ihren Salat, allerdings ohne dabei in den Computer zu schauen, Mails zu bearbeiten oder nebenbei zu telefonieren. Auch hier gilt wieder: Konzentrieren Sie sich auf Ihr Essen, nehmen Sie sich Zeit dafür, kauen Sie gut und freuen Sie sich an dem, was es Schönes gibt.

Am schwersten fällt das bewusste Essen am Abend. Der Tag war lang und anstrengend, eigentlich möchte man nur noch die Füße hochlegen und neben einer kurzweiligen Fernsehunterhaltung einen Happen (oder auch zwei) essen. Und bis man es sich versieht, sind aus den geplanten Happen ein paar mehr geworden, weil das Essen eben *nebenbei* geht. Schaffen Sie sich, sollten Sie allein leben, einen schönen Platz, an dem Sie gerne sitzen. An einem Fenster etwa oder in einer gemütlichen Nische. Schmücken Sie Ihren Essplatz mit Blumen, richten Sie das Essen auf schönem Porzellan an, achten Sie auf stilvolles Besteck und hübsche Gläser. Sie sollten sich diese kleinen Luxuseinheiten an Tischkultur wert sein. Gehen Sie, wenn Sie mit Ihrer Familie gemeinsam essen, ähnlich vor: Ein ordentlich und nett gedeckter Tisch ist allemal ein schönerer Anblick als ein liebloses Durcheinander von allem Möglichen. Lassen Sie das Essen zu einem täglich wiederkehrenden Ritual der Kommunikation werden, auf das sich alle freuen.

Nicht nur ein bewusster Umgang mit dem Essen sowie ein schön gedeckter Tisch werden eine positive Auswirkung auf Ihr Körpergewicht haben, sondern auch Tischmanieren, da sie zum langsamer und weniger essen animieren. Hier ein paar Tipps: Nicht reden und gleichzeitig essen! Eins nach dem anderen. Zum einen ist es wenig schön, einem Menschen zuzusehen und zuzuhören, der mit vollem Mund spricht, zum anderen führt das konzentrierte Kauen und Essen, auch bedingt durch die Pausen, zum langsameren Essen. Die bei vielen beliebte Sitte, mit der Gabel von anderen Tellern zu picken, macht nicht nur einen schlechten Eindruck, sondern – auf lange Sicht – auch dick. Besser also bleiben lassen.

Tipp 20 Selbst ist der Koch!

Würde man die Anzahl der Koch-Shows im Fernsehen als Gradmesser nehmen für unsere Kochleidenschaft, wären wir ein Volk von Kochkünstlern, um das es im Hinblick auf gesunde Ernährung bestens bestellt wäre. Noch nie hatten Köche solch einen Star-Status wie heute, noch nie in der TV-Geschichte wurden wir mit derart vielen und unterschiedlichen TV-Kochgeschichten *beglückt*, und … noch nie wurde gleichzeitig in den heimischen Küchen so selten (und so schlecht) gekocht. Wie passt das zusammen? Wir modernen Menschen sind aus Zeitmangel zu Dosen- und Convenience-Köchen geworden. Hier haben weder Qualität noch Frische eine

Chance. Eine Umfrage ergab, dass fast 70 Prozent der Deutschen nie ein TV-Show-Gericht nachkochen *(TV-Guide 2007)*. Den Appetit holen wir uns also bei Lafer & Co. – gegessen wird dann aus der Dose oder eben im Restaurant. Daran ist auch per se nichts Schlechtes, wenn es nicht zur Gewohnheit wird.

Natürlich lieben wir es alle, hin und wieder schön essen zu gehen oder uns von Freunden mit leckerem Essen verwöhnen zu lassen. Einladungen zu Festen wie Hochzeiten, Geburtstagen oder Jubiläen flattern auch von Zeit zu Zeit ins Haus – und niemand sollte sie ablehnen, nur weil man damit rechnen muss, dass hemmungslos geschlemmt wird. Oder dass, andersherum, die Qualität nicht immer hundertprozentig stimmt. Essen bedeutet in diesem Zusammenhang Kommunikation und Geselligkeit; beides gehört zum Leben und Genießen. Hin und wieder macht ein solcher Genuss Spaß und führt gewiss nicht zu ernsthafteren Figurproblemen. Zumal es im Restaurant immer auch kalorienarme Gerichte gibt, die Figurbewusste oder Abnehmwillige wählen können (siehe auch Tipp 24).

Doch es gibt auch diejenigen unter uns, die sozusagen *standardmäßig* essen gehen, mehrfach in der Woche, ob mittags in die Kantine oder abends ins Restaurant. Da wird es dann schon problematisch, wenn man ernsthaft vorhat, etliche Kilos zu verlieren. Hier sollte man die Speisekarten einem kritischen Blick unterziehen (siehe Tipp 24).

Das Beste ist jedoch, wenn Sie abnehmen oder Ihre Figur halten wollen, selbst zu kochen und weitgehend zu Hause zu essen. Unter der Woche können das schnelle und einfache Gerichte sein. Für Berufstätige empfiehlt sich, einen mindestens zweiwöchigen *Menü-Fahrplan* auszuarbeiten, das erleichtert Planung, Einkauf, Vorbereitung und Kochen. Wer sehr wenig Zeit hat, sollte auch das Thema *Vorrat* perfektionieren.

Merke: Nur, wer selbst kocht, weiß mit Bestimmtheit, was drin ist in seinem Essen. Auf diesen Joker im Kampf gegen die Pfunde sollten wir nicht verzichten.

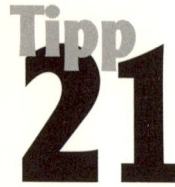

Keine Schüsseln auf den Tisch!

Das kennt man noch von Mutterns Zeiten … Früher wurden bevorzugt Platten und Schüsseln auf den Tisch gestellt, zur freien, sprich hemmungslosen Bedienung … Einziger, aber entscheidender Unterschied zu heute, da wir erwachsen sind: Als Kind hatten wir ein natürliches Hunger- und Sättigungsgefühl, auf das wir hörten. Außerdem tobten wir so viel an der frischen Luft, dass unsere Energiebilanz im wahrsten Sinne des Wortes spielend in Ordnung war. Heute sieht das ganz anders aus. Wir essen zu viel und das Falsche und bewegen uns gleichzeitig zu wenig. Wenn wir unsere Energiebilanz realistisch auf diesen Lebensstil einstimmen würden, dürften wir sicher nicht mehr als 2000 Kilokalorien am Tag zu uns nehmen, um nicht zuzulegen. Von Abnehmen ganz zu schweigen.

Wer also sein Gewicht reduzieren will, sollte Schüsseln und/oder Platten vom Esstisch verbannen, weil die Gefahr des Kontrollverlustes viel zu groß ist. Besser: Bereits in der Küche die Teller befüllen, mehr gibt es dann nicht. Das gilt auch, wenn nicht Sie derjenige sind, der abnehmen will oder muss, sondern ein Familienmitglied. Diese Art der *Kontrolle* ist in der Regel die einzig sinnvolle – und die auch widerspruchslos hingenommen wird. Wer hingegen zum Nachlegen einlädt, muss sich nicht wundern, wenn ihm seitens des Abnehmwilligen Aggressionen entgegenschlagen, sollte dieser nochmals den einladenden Platten nachgeben wollen, jedoch gemaßregelt werden. Spätestens dann hängt der Familiensegen schief. Das alles kann man leicht vermeiden, indem man die Portionen bereits in der Küche *zuteilt*.

Was die richtige Portionsgröße betrifft, so gibt es eine ganz gute *Mess-Einheit* – und das ist unsere Hand. Richtig sind: zwei Hände voll geschnittenes Gemüse zu jeder Mahlzeit (oder auch als

Snack); Fleisch, Fisch oder Brot sollten die Ausmaße einer ganzen Hand haben und Obst, Gemüse (im Ganzen) sowie Nudeln sollten in eine geöffnete Hand passen. Bei Pasta und Reis (gekocht) können es ein bis zwei Portionen sein.

Die richtige Portionsgröße kann man übrigens auch mit dem Geschirr beeinflussen. Je kleiner die Teller, desto weniger isst man automatisch. Und: Wir alle müssen wieder lernen, bewusster zu essen, langsamer zu kauen und auch einmal den Mut zu haben, etwas auf dem Teller liegen zu lassen. Das wird – vor allem im Familienverbund oder im Rahmen von Einladungen – als *unhöflich* angesehen oder als Zeichen, dass es nicht geschmeckt hat. Bitten Sie, sollten Sie gerade abnehmen wollen, von vornherein um eine kleine Portion, dann muss auch nichts auf dem Teller zurückbleiben. Dem Zugriff überbesorgter Mütter und Freunde, die meinen, man würde mit über 100 Kilo demnächst den Hungertod erleiden, müssen Sie sich energisch entziehen.

Vermeiden Sie Einladungen oder reden Sie Klartext. Solche Menschen neigen nämlich gelegentlich zu Intoleranz, auch wenn sie sich nach außen hin anders geben. Sie sind meist selbst übergewichtig und möchten anderen ihren eigenen Lebensstil aufdrücken. Menschen, die abnehmen wollen (schon gar in einem gewissen Alter), sind in ihren Augen ungemütlich oder haben ein Problem (zum Beispiel mit dem Älterwerden). Lassen Sie sich davon nicht anstecken und bleiben Sie auf Ihrem Kurs! Meine Meinung: Jeder wie er mag, aber missionieren muss man sich auch nicht lassen.

Und wenn Sie mal wieder in einem Restaurant essen, wo es überdimensionale Portionen gibt: Lassen Sie sich die zweite Hälfte einpacken – morgen schmeckt das auch noch gut. Sie müssen sich dabei nichts denken – das machen viele Menschen so.

Und ein letzter Hinweis: Essen Sie nichts direkt aus der Packung! Unbändige Gelüste auf ein paar Kartoffelchips? Dann eine kleine Schale damit befüllen und sich das als die *Ration des Abends* erlauben. Isst man direkt aus der Tüte, ist keine Kontrolle mehr gegeben. Man isst ungebremst weiter und weiter, bis die Tüte schließlich leer ist.

Es lebe die Mittelmeerkost!

Sie alle kennen das Szenario: Irgendwo im Süden Italiens. Am Nachbartisch hat sich eine Gruppe Einheimischer niedergelassen, die sich lautstark und genussvoll dem Essen widmet. Was auffällt: Die Tische biegen sich, und das Essen ist wichtig. Es wird ernst genommen im Hinblick auf seine Qualität, aber ebenso in seiner Funktion als Mittelpunkt der Kommunikation und einer Tischgesellschaft. Was ferner auffällt: Italiener haben kein Problem damit, mal etwas auf dem Teller liegen zu lassen, niemand isst zwanghaft seine Portion zu Ende. Und schließlich: Das Glas Rotwein darf nicht fehlen. Italiener trinken übrigens eher mäßig Alkohol in Form von Wein, dafür aber regelmäßig, das heißt täglich. In der mediterranen Küche vereinen sich Frische, Genuss und gesundes Essen gleichermaßen. Verwendet werden in erster Linie hochwertige Lebensmittel wie Fisch, Gemüse, Obst, Olivenöl und frische Kräuter. Damit lassen sich abwechslungsreiche Schlemmergerichte zaubern, mit denen sich prima abnehmen lässt.

Und noch etwas gibt es, was mir in Italien und Frankreich immer wieder auffällt: Dort wird sehr viel mehr Geld ausgegeben für gute Lebensmittel. In Deutschland ist die Situation oft traurig: Für das Auto ist das beste Motoröl gerade gut genug, aber das, was wir unserem Körper geben, darf ruhig minderwertig sein. Darüber lohnt sich nachzudenken ...

Worauf genau basiert nun die *Mittelmeerdiät*, wie sie oft fälschlicherweise heißt, da es sich hierbei nicht um ein Diätprogramm, sondern um einen Ernährungs- und Lebensstil handelt? Geachtet wird, wie gesagt, auf die Qualität der Produkte, auf den Wert lokaler und damit frischer, saisongerechter Lebensmittel, vorzugsweise aus ökologisch-biologischem Anbau. Daneben steht natürlich auch Bewegung hoch im Kurs, denn nur gesunde Ernährung *und* Bewegung gemeinsam werden am Ende zum gewünschten Erfolg führen. Wer sich gesund nach mediterraner Weise ernähren will, sollte darauf achten, besonders häufig folgende Lebensmittel in seinen Ernährungsplan einzubauen: frisches Obst und Gemüse, Kartoffeln und Hülsenfrüchte, Olivenöle, frischen Fisch, wenig Fleisch, vollfetten Käse und Joghurts, mäßig Rotwein.

Vorteil dieses Konzepts: Man nimmt *nebenbei* ab, da es sich um keine Diät handelt. Die Ernährung macht Spaß, ist gesund und abwechslungsreich. Die Zubereitungsmöglichkeiten sind einfach und mannigfaltig, man kann immer wieder neu experimentieren und lernt das Kochen der Speisen irgendwann fast *intuitiv* (mir ging es jedenfalls so). Man bekommt einfach ein Gespür dafür, was zusammenpasst und was nicht – irgendwann brauchen Sie kein Kochbuch mehr. Durch die Vollwertigkeit der mediterranen Kost erhält der Körper alles, was er braucht, um vital zu bleiben (oder zu werden). Man kann ohne größere Einschränkungen genießen und wird dennoch Gewicht verlieren, vor allem mit einem begleitenden Bewegungsprogramm. Eine solche Ernährung ist also ideal für Menschen, die langsam und gesund abnehmen wollen und die gleichzeitig keine Lust haben auf starre Programme, die ebenso lusttötend wie langweilig und ebenso monoton wie auf Dauer wenig Erfolg versprechend sind.

Besser essen für Berufstätige

Tipp 23

Berufstätige haben es manchmal schwer, wenn es um gute Ernährung geht: Schnell muss es gehen, lecker soll es schmecken ... und dann mindert der Stress oft auch noch den Ess-Lustgewinn. Die Teilchen vom Bäcker, der Schnellimbiss mittags, die Stulle von zu Hause – das ist der Alltag vieler Berufstätiger. Die Bilanz kann man auf folgenden Nenner bringen: Gerade Berufstätige essen oft zu viel, zu süß, zu fett. Auch das Kantinenessen ist häufig nicht das Gelbe vom Ei, sondern eine praktische Lösung. Immerhin: Viele Kantinenbetreiber haben umgedacht und bieten mittlerweile auch Bio-Gerichte, vegetarische und leichte Speisen an. Wer keine Kantine (oder keine gute) hat, sollte sich überlegen, wie er seine Ess-Situation praktisch, aber auch nahrhaft und vielseitig gestaltet, ohne dass dies zu einer logistischen Großtat ausarten würde. Ein kluges Zeitmanagement ist in diesem Zusammenhang ebenso wichtig wie die richtige Lebensmittelwahl, Abwechslung und ökonomische Herstellung beziehungsweise effektive Vorbereitung.

Für alle gilt: Gut frühstücken, damit gleich morgens Kraft getankt wird und der Stoffwechsel in Schwung kommt. Kohlenhydrate und Nüsse sind dabei der wichtigste Energielieferant für geistige Fitness und gute Nerven. Dazu und über den Vormittag verteilt viel trinken (nicht nur Kaffee …)! Mittags lautet die Devise: Vor allem leicht und nicht zu viel des Guten soll es sein, wenn Sie nicht nachher müde und schlapp über dem Schreibtisch hängen wollen. Ideal sind Fisch, mageres Fleisch, Salate, Gemüse. Dazu trinken Sie Schorlen oder Mineralwasser. Wer das Pech hat, ohne Kantine auskommen zu müssen – und das sind ja sehr viele – braucht eine andere und besonders gute Organisation: Reste vom Vortag mitnehmen und in der Mikrowelle erhitzen oder aber sich mit gesund belegten Vollkornbroten, Salat, Obst, Gemüse und Milchprodukten versorgen. Salat bleibt frisch, wenn das Dressing separat mitgenommen wird. Wer in der Frühe wenig oder gar keinen Zeitpuffer hat, sollte den Mittagssnack bereits am Vorabend vorbereiten. Abends dann entweder kalt oder warm essen, in jedem Fall jedoch mäßig und nicht zu spät.

Mit folgenden praktischen und zeitsparenden Taktiken kommen Berufstätige besser über die Runden:

- Beim Einkaufen planmäßig vorgehen, vor allem immer eine Einkaufsliste mitnehmen.
- Sich Vorratshaltung angewöhnen (geht bei ganz vielen Lebensmitteln, besonders gilt dies für Tiefkühlprodukte).
- Beim Kochen möglichst gleich größere Mengen (zum Beispiel von Gemüseeintöpfen oder Gulasch) zubereiten, um kleine Portionen einzufrieren und sie für mittags oder abends einzuplanen.
- Unter der Woche nur einfache und kurz gegarte Gerichte kochen und so, dass es (Mikrowelle, Dampfgarer, Pürierstab für Suppen etc.) schnell geht: Nudel-, Gemüse- und Reisgerichte, Suppen, Omelettes, Pfannkuchen, kurz gebratene Fleisch- und Fischgerichte, Getreidesorten wie Couscous, Quinoa (sehr eiweißhaltig), Bulgur – und die große Kür fürs Wochenende aufheben.
- Tiefkühlprodukte lassen sich unter der Woche problemlos einsetzen und sind ernährungsphysiologisch durchaus zu empfehlen, vor allem, wenn es um Gemüse geht, aber bei Tiefkühl-Fertiggerichten kritisch auf die Herstellerangaben achten (unbedingt Hersteller bevorzugen, die konsequent auf alle Geschmacksverstärker verzichten, auch wenn sie ein wenig teurer sind).
- Kräuter wie Petersilie oder Schnittlauch, Obst, klein geschnittenes Gemüse etc. einfrieren – ist immer ein prima Vorrat.
- Reste fantasievoll wiederverwerten.

Genuss ohne Reue im Restaurant

Tipp 24

Ein Restaurantbesuch kann sich manchmal zu einem wahren Dammbrecher entwickeln. Da war man eben noch so gut dabei, vernünftig und gesund zu essen – und plötzlich, nach einem einzigen Besuch im Restaurant können sich sämtliche guten Vorsätze und erste erfolgreiche Bemühungen im Kampf gegen die Pfunde in Luft auflösen. Oder ein paar Tage Urlaub mit allen kulinarischen Schikanen – und schon sind wir aus dem *Tritt*. Das halbe Leben ist Psychologie, und das schließt auch dieses gar nicht so seltene Phänomen mit ein. Die Strategie ist ganz einfach: Keine Angst vor dem Restaurantbesuch, statt dessen Genuss ohne Reue, Lust am Vergnügen – und danach unverdrossen zurück zu den Zielen! Mit anderen Worten: Nach dem Besuch im Restaurant oder nach dem Urlaub geht es einfach weiter im Programm, so als wäre nichts gewesen.

Im Grunde ist alles ganz einfach, na ja, fast jedenfalls … Für mich ist im Restaurant die schlimmste aller Versuchungen der Brotkorb. So ein leckeres, frisches, duftendes Olivenbrot mit einem Hauch von gesalzener Butter oder ein paar Tröpfchen Olivenöl … hmmm …. Sie sehen, allein der Gedanke daran lässt mich schwelgen … Das beste Mittel dagegen: nicht allzu hungrig im Restaurant einzutreffen. Ehe man aufbricht, also noch ein wenig Rohkost, Obst und viel Wasser zu sich nehmen – und einen kleinen Handel mit sich schließen. Erlaubt sind – wenn man sich das Brot so gar nicht verkneifen kann (wie ich) – zwei Stück, ohne Butter, aber mit Quarkdip (oder ähnlichem). Weil Getränke echte Figurkiller sein können, hier besonders aufpassen. Sie sollten sich entweder für den Aperitif oder Wein (idealerweise gespritzt) entscheiden. Verzichten Sie grundsätzlich auf zuckerhaltige Softdrinks und Cocktails und trinken Sie stattdessen viel Wasser.

In einem guten Restaurant wird man durch ein drei- oder viergängiges Menü sicherlich nicht zunehmen … Schwieriger wird es da schon beim Italiener um die Ecke oder aber im einfachen Gasthaus. Empfehlenswerte Vorspeisen sind leichte Suppen, Salate, Melone mit Schinken oder Carpaccio. Als Hauptspeisen bieten sich magere Fleischspeisen, Wokgerichte, Geflügel, Meeresfrüchte oder Fisch an, am besten vom Grill. Das findet man auf jeder Speisekarte, sei das Restaurant auch noch so einfach. Einen großen Bogen machen sollte man um herzhafte Nudelgerichte (außer mit leichten Soßen), Aufläufe und soßenhaltige deftige fette Speisen. Ebenso zu meiden sind panierte und frittierte Speisen wie Schnitzel, Pommes oder Kroketten. Bei den Nachspeisen äußerste Vorsicht mit Tiramisu, Panna cotta, gebratenem Obst (wie Bananen oder Äpfeln), Eis mit Sahne oder Palatschinken! Fruchtsalate, Rote Grütze oder Sorbets sind gute Alternativen.

Aber: Wer so richtig Lust auf einen Schweinebraten mit viel Soße und Knödeln hat, sollte ihn sich ab und zu auch gönnen. Nichts ist schlimmer als eine ewige Schweinebraten-Fata-Morgana! Dafür eben Vorspeise und Nachtisch *opfern,* ein zünftiges Bier dazu … und am nächsten Tag wieder *einsparen.* Dann geht das schon einmal. Der absolute Verzicht auf alles, was schmeckt und worauf man Gelüste hat, führt lediglich zu Frustration und daher ziemlich sicher zu neuerlichen Fressattacken.

Ach ja, und noch etwas. Wir alle sind so erzogen, dass gegessen wird, was auf den Teller kommt, zumal, wenn dafür viel Geld ausgegeben wird. Auch wenn der Teller randvoll ist und das Riesenschnitzel seinem Namen alle Ehre macht, müssen wir lernen, über unseren Schatten zu springen. Das heißt, entweder das Essen stehen zu lassen (in Italien ist das gang und gäbe) oder aber einpacken zu lassen, um es am Tag darauf zu verzehren. Sie würden sich wundern, wenn Sie wüssten, wie viele das tun. Also: Keine falsche Zurückhaltung!

Feste feiern, wie sie fallen

Tipp 25

Eine gesunde und natürliche Lebensweise wird vielfach mit *lustfeindlich* und *irgendwie freudlos* assoziiert. Oft hat man automatisch jenen klischeehaften Typus des Gesundheitsapostels vor Augen, der verhärmt und grau durch die Gänge der Reformhäuser streift, immer auf der Suche nach der ultimativen Teemischung, und zwar mit einer Leidenschaft, die Leiden schafft …

Diesen Typus gibt es in der Tat. Aber das ist derjenige, bei dem übersteigertes Gesundheitsbewusstsein mit asketischer Lebensweise, Hypochondrie und Missionierungseifer eine unheilvolle Allianz eingehen. Der ganz normale *Gesundheitsbewusste* ist hingegen ein allen schönen Dingen des Lebens gegenüber aufgeschlossener Mensch. Er ernährt sich gesund, kann aber auch feiern und alle Fünfe gerade sein lassen. Selbst wer langfristig abnehmen will, kann sich immer mal wieder einen Feier- oder Schlemmertag erlauben, denn: Alles geht, die Regeln bestimmen Sie allein. Je weniger restriktiv und mit Verboten beladen, desto besser und umso sicherer der Erfolgskurs.

Wer also weiß, dass morgen ein Fest ansteht, tritt eben einen Tag vorher oder nachher ein wenig kürzer oder weitet das Sportprogramm undramatisch aus. Wichtig sind die Freude im Leben und der Kontakt mit anderen. Essen und Feiern gehören einfach dazu – beides würzt das Leben und verleiht ihm Abwechslung und Freude. Es gibt also nicht einen Grund, während Festivitäten nur griesgrämig an stillem Wasser zu nippen und an der Deko zu nagen. Nein, langen Sie herzhaft zu! Auf jedem Buffet gibt es Dinge, die Sie problemlos essen dürfen. Außerdem sind Gastgeber nette Menschen, die es sicherlich mit Freude erfüllt, wenn Gäste ihre Bemühungen in Sachen Essen und Trinken schätzen.

Feiern Sie feste ohne schlechtes Gewissen, dafür aber mit viel Vergnügen die Feste, wie sie fallen. Eine Schwalbe macht noch lange keinen Sommer, und ein schöner Tag noch kein Erdbeben auf der Waage!

Tipp 26
Ausgleich heißt das Zauberwort

Keine Sorge vor *verkorksten* Abnehm-Tagen. Am Wochenende war ein Hochzeitsfest, und Sie waren Gast? Natürlich spielen Sie nicht den Spielverderber, kauen an der Tafel nicht griesgrämig an einem oder zwei Salatblättern und nippen nicht säuerlich an einem Glas Weinschorle, während die anderen das Fünf-Gänge-Diner mit allen Sinnen genießen und fröhlich Champagner trinken. Sie schlemmen mit – und zwar ganz ohne schlechtes Gewissen. Essen und Trinken gehören nun mal zu Festivitäten; außerdem halte ich es schlicht und einfach für schlechtes Benehmen den Gastgebern gegenüber, wenn man ausgerechnet zum Zeitpunkt der Einladung den asketischen Diät-Apostel gibt. Ich kenne übrigens Frauen, die zu nahezu allen Einladungen, ob privat oder ins Restaurant, ihr eigenes Dressing in einem Tupperware-Behältnis mitbringen, damit auch ja nicht ein Hauch Öl zu viel konsumiert wird; da erübrigt sich dann eigentlich jeder Kommentar.

Eine Einladung bedeutet also noch lange kein Diät-Desaster. Bleiben Sie stattdessen gelassen und freuen Sie sich, wenn man an Sie denkt. Wenn Sie das Gebot des Ausgleichs berücksichtigen, ist eine kleine Völlerei zwischendurch alles andere als problematisch. Wenn heute viel gegessen wurde, dann ist morgen eben Sparprogramm mit wenig Essen – fertig ist die Balance. Wer nicht Gefahr läuft, verführt zu werden oder aus dem Tritt zu geraten, kann das Prinzip des *Schlemmertags* sogar in sein Programm integrieren. Das ist beim Abnehmen sogar von Vorteil. Studien haben nämlich ergeben, dass manche Menschen schneller abnehmen, wenn sie zwischen energiearmen Tagen immer mal wieder einen Schlemmertag einlegen. Der Körper, der bei bescheidener Energiezufuhr auf Sparflamme schaltet (es könnte ja die nächste Hungersnot kommen), kennt sich – flapsig umschrieben – nicht mehr aus, kommt daher aus dem Takt und fragt sich: *Was nun – Hungersnot, ja oder nein? Also nein? Auch gut.* Und schon ist der Mechanismus des augenblicklichen Speicherns von allem und jedem unterbrochen.

Nicht nur dieser Effekt ist positiv. Wer einen Schlemmertag etabliert, wird nicht so schnell extremen Hunger beziehungsweise Gelüste auf all das entwickeln, was er sich gerade verkneifen muss. Es ist einfach tröstlich zu wissen: Am Freitag kann ich meine Nudeln, Schokolade, Burger – was immer – essen. Vielleicht gibt es nicht so viel wie zu den *besten Zeiten,* aber immerhin. Am Tag danach macht man wieder weiter mit seinem Plan, und so ist die Welt in Ordnung.

Tipp 27

Bringt Dinner-Cancelling etwas?

Wie immer lautet die Antwort auf diese Frage nach dem Weglassen des Abendessens (man kann sie langsam erahnen, wenn es um die so eindeutig-zweideutige Diät-Welt geht) *ja und nein.* Und auch hier schöpfe ich nur aus dem eigenen Erfahrungsschatz. In der Tat: Bei mir brachte und bringt Dinner-Cancelling nachweislich etwas. Wenn ich ein- oder zweimal in der Woche ab 16 Uhr nichts mehr esse, kann ich, wenn ich mich ansonsten *normal* ernähre, mein Gewicht spielend halten. Wer sich bescheidener als sonst ernährt, um abzunehmen, wird mit Dinner-Cancelling sicherlich noch schneller abnehmen können.

Die Wissenschaft hat obendrein herausgefunden, dass Dinner-Cancelling eine gute Anti-Aging-Strategie ist. Warum? Weil durch den abendlichen Hunger das maßgebliche Anti-Aging-Hormon Melatonin sowie Wachstumshormone ausgeschüttet werden. Melatonin sorgt für eine optimale Ruhephase und tiefen, erholsamen Schlaf, was für den Organismus Kraft und Regeneration bedeutet. Ist der Körper jedoch mit der Verdauung einer Abendmahlzeit beschäftigt, kann er nicht auf die Melatonin-Signale hören. Die Wachstumshormone, die der Körper außerdem produziert, sorgen für ein jüngeres, frisches Aussehen, da angegriffene Zellstrukturen repariert, gleichzeitig der Muskelaufbau unterstützt sowie die Einlagerung von Fettzellen hinausgezögert wird. Ab Mitte 30 stellt der Körper immer weniger Wachstumshormone her. Dadurch wird die Haut faltiger oder lagert Fett ein. Dinner-Cancelling versetzt den Körper in eine Art künstlichen Hungerzustand und stimuliert ihn auf diese Weise, mehr Wachstumshormone zu bilden – ein kleiner, aber effektiver Trick, um den Alterungsprozess noch ein wenig hinauszuzögern.

An einer anderen Stelle in diesem Buch steht, dass Hungern kontraproduktiv sei, wenn es um langfristig erfolgreiches Abnehmen und das Halten des Gewichts geht. Das ist auch richtig. Dinner-Cancelling ist jedoch etwas anderes, da hier das Hungern gezielt und auf einen kurzen Zeitraum eingeschränkt sozusagen als *Therapie* eingesetzt wird.

Tabu-Zonen: Wo man besser nicht isst

Tipp 28

Die *Location,* wie man neudeutsch sagt, wird für viele Bereiche immer wichtiger. Ob man essen geht, sich ein Urlaubshotel aussucht oder einen ausgefallenen Platz für die Hochzeit plant – die *Location* muss stimmen. Gemeint ist, dass Ambiente, Atmosphäre und Qualität zu dem Ereignis passen, das man plant. Warum ist das so anders, wenn man zu Hause isst? Essen findet hier in ganz vielen Fällen lediglich *nebenbei* statt. Am Schreibtisch, im Auto, im Bett, beim Fernsehen. Und das bekommt der schlanken Linie kein bisschen. Essen sollte immer im Zentrum stehen, wir sollten uns bewusst sein, was wir essen und wie schnell wir das tun. Wer bei der Tagesschau oder seiner Lieblingssendung sein Essen zu sich nimmt, wird zum einen nicht genießen können, weil er gar nicht wahrnimmt, was er da eigentlich isst, und zum anderen wird er viel zu viel und deutlich zu schnell essen.

Besonders traurig finde ich dabei, dass somit der Wert der Lebensmittel weder bewusst wahrgenommen noch (offensichtlich) geschätzt wird. Essen wird reduziert auf schnelle Sättigung, bloßes Füllen des Magens – und damit all seiner schönen Seiten beraubt. Dabei ist Essen sehr viel mehr als nur Nahrungszufuhr. Essen bedeutet Kommunikation, Freude, Genuss, Luxus (wenn es das richtige ist), Wohltat, Abschalten, Entspannung, Streicheleinheit, Sinnesfreude. Mir tun oft jene Menschen leid, die sich für ihren Partner oder ihre Familie immer wieder etwas Neues einfallen lassen, die sehr gut kochen und ausgesuchte Lebensmittel verwenden – und die anderen mampfen dann alles in sich hinein, lieblos, kommentarlos, ohne sichtbaren Genuss. Ich kenne Menschen, die schaffen eine Pizza in weniger als fünf Minuten. Wer kann da von Genuss sprechen? Ganz abgesehen davon steht dieses Schlingen dem natürlichen Sättigungsgefühl im Weg und lässt das Signal *Ich bin satt* erst gar nicht aufkommen, weil der Esser einfach zu schnell ist …

Es ist auch ein Zeichen von Schlamperei sich selbst gegenüber und von einer gewissen Verrohung der Alltagskultur, wenn man standardmäßig vor dem Fernsehgerät isst. Das kann ja in Ausnahmefällen mal sein, aber doch nicht täglich. Warum muss das so sein? Warum sich nicht einmal am Tag eine Insel für sich, seinen Partner oder seine Familie schaffen? Man sollte seine Mahlzeit hübsch anordnen, möglichst an immer demselben Essplatz, ein wenig dekorieren (muss ja nicht übermäßig sein) und sich dann bequem hinsetzen, um bewusst zu essen und zu schmecken, was man zu sich nimmt. Sie werden feststellen, dass Sie nicht mehr so schnell essen und sich deutlich mehr Zeit lassen als vorher. Nehmen Sie sich vor, langsam zu kauen und sich an den verschiedenen Aromen zu freuen. Machen Sie dem Koch oder der Köchin (oder sich selbst!) Komplimente, wenn das Gericht besonders gelungen ist. Verleihen Sie diesen so bedeutsamen Nebensächlichkeiten im Leben mehr Gewicht!

Nebenbei am Schreibtisch, also während der Arbeit zu essen, sollte auch der Vergangenheit angehören. Wer in seinen Computer starrt und dabei ein Wurstbrötchen hinunterschlingt oder das Fertigfutter vom Pizzadienst, hat denselben Effekt wie derjenige, der abends vor der Glotze nahezu *abwesend* isst. Nehmen Sie sich eine bewusste Auszeit! Wenn schon äußere Umstände eine Mahlzeit am Schreibtisch erfordern, sollte wenigstens für deren Dauer die Arbeit ruhen. Schließen Sie die Tür, öffnen Sie

das Fenster, setzen Sie sich entspannt hin und essen Sie bewusst – am besten das, was Sie sich von zu Hause mitgebracht
haben, denn da wissen Sie, was drin und dran ist.

Überleben im Supermarkt-Dschungel

Tipp 29

Das Einkaufen im Märchen-Wunderland Supermarkt
kann mit hungrigem Magen zu einem rechten Alb-
traum werden, den man erst bemerkt, wenn man mit dem Ein-
sammeln fertig ist. Plötzlich erwacht man unsanft an der Kasse
und wundert sich: Wer nur hat all die leckeren, süßen, fetten
und üppigen Lebensmittel in den Wagen gepackt?! Etwa ich,
oder …?!

Die Nahrungsmittelindustrie legt bevorzugt im Supermarkt ihre
Köder aus, geschickt vorbereitet von der manipulativen Kraft
der Werbung. Hier ein Superriegel, der augenblicklich Spaß und
Energie verspricht; dort die Süßigkeiten mit der wertvollen Milch
für die Kleinen – und hier das tolle Müsli, das den Tiger in uns
weckt. Verführungen, die über unsere Augen und unser Unterbewusstsein funktionieren. Die Regel Nummer eins muss also
lauten: Gehen Sie nie hungrig einkaufen. Denn so werden Ihre
Augen größer sein als Ihr wirklicher Hunger, und Sie werden
Dinge einkaufen, die Sie gerade in einer Abnehmphase wirklich
nicht brauchen können. Die Regel Nummer zwei muss heißen:
Schreiben Sie sich genau auf, was Sie brauchen, und kaufen Sie
nicht mehr und nicht weniger. Die Regel Nummer drei: Schau-
en Sie sehr genau auf die Verpackungen, denn – wie so oft –
verbergen sich die Hinweise auf *Kalorienbomben* im Kleinge-
druckten. Das ist bei Fertiggerichten nicht recht viel anders als
bei Ihren Versicherungs-Policen … So steht zum Beispiel deutlich
und rot unterlegt auf einer Packung mit Königsberger Klopsen:
nur 460 Kalorien! Prima, denken Sie sich, das ist für eine Haupt-

mahlzeit wirklich nicht zu viel. Ja, aber … wer sich dann die Mühe macht, den Fettanteil genauer anzuschauen, wird sein blaues Wunder erleben. Und genau auf den kommt es an, wenn man sich gesundheitsbewusst ernähren will, oder so, dass man auf Dauer abnimmt.

Der Punkt *Fett sparen* muss auf dem Einkaufszettel eine ganz hohe Priorität haben. Für jedes fettreiche Lebensmittel gibt es in der Regel auch eine fettarme Variante. Ein hilfreicher Ratgeber für den täglichen Hürdenlauf im Supermarkt ist *Fettfalle Supermarkt* (Umschau Verlag). In diesem Büchlein werden gängige fettarme und fettreiche Lebensmittel gegenübergestellt – eine sinnvolle Orientierungshilfe für das Überleben im Kalorien-Dschungel Supermarkt.

Tipp 30 Alkohol? Jein danke!

Haben Sie schon einmal versucht, am 1. Januar nach der großen Silvestersause eine bescheidene Walking-Strecke zügig zurückzulegen? Falls ja, wissen Sie, was passiert. Ernüchtert stellen wir fest, dass wir kaum Kraft für auch nur einen kümmerlichen Kilometer aufbringen, und Spaß macht das Ganze auch keinen. Warum? Wir sind durch den vorausgegangenen Alkoholkonsum körperlich nicht in der Lage, irgendeine Art von Leistung zu erbringen und sei sie noch so gering. Der Organismus braucht in der Regel zwei bis drei Tage, bis übermäßiger Alkoholkonsum abgebaut ist, alles wieder *normal* funktioniert und im Lot ist. Und auch dem Abnehmen tut Alkohol nicht gut. Die negativen Auswirkungen auf den Fettstoffwechsel sind bekannt: Befindet sich Alkohol im Körper, wird die Fettverbrennung blockiert, da zunächst der Alkohol abgebaut wird.

Reiner Alkohol liefert einen stattlichen Brennwert von sieben Kilokalorien pro Gramm. Wer ernsthaft abnehmen will, wird seine Gewohnheiten überprüfen und gegebenenfalls ändern müssen. Schauen Sie sich erst einmal kritisch an, wieviel Sie überhaupt trinken, da vieles eher *nebenher* und beiläufig konsumiert wird: der Aperitif am Mittag, das Bierchen am Abend oder das winzige Glas Rotwein beim Fernsehen. Viel ist schon gewonnen, wenn Sie die Menge reduzieren, das wäre ein erster guter Schritt. Frauen sollten am Tag nicht mehr als einen Drink zu sich nehmen, Männer maximal zwei. Vielleicht können Sie auch mit sich *handeln?* Unter der Woche verzichten Sie auf Alkohol, dafür gönnen Sie sich am Wochenende ein, zwei Gläschen? Versuchen Sie es – vor allem in geselliger Runde, um nicht ganz *ohne* dazusitzen – mit Schorlen oder alkoholfreien Varianten. Die gibt es mittlerweile nicht nur bei Bier, sondern auch bei Wein und neuerdings sogar bei Prosecco.

Noch besser wäre natürlich, Sie würden es schaffen, eine Weile ganz auf Alkohol zu verzichten. Ist die Zeit absehbar, dann fällt es auch leichter. Fangen Sie mit einer Woche an und steigern Sie sich dann. Sie werden sehen: Alkoholfreie Zeiten werden Ihre Abnehmerfolge deutlich erhöhen.

Doch zum Schluss eine gute Nachricht. Das Ergebnis einer groß angelegten Studie des *Brigham and Women's Hospital* in Boston, USA, lautet: Frauen, die regelmäßig tranken, nahmen über die beachtliche Studiendauer von 13 Jahren weniger zu als Frauen, die keine oder wenige alkoholische Getränke zu sich nahmen. Was lernen wir also daraus? Ein Gläschen hin und wieder sollte man sich nicht verwehren … Die Betonung liegt aber auf *wenig* Alkohol, denn man kennt die Mechanismen noch nicht, die zu diesem Ergebnis geführt haben. Wie überall, heißt es auch hier: Das richtige Maß zur richtigen Zeit.

Süße Träume, süße Lügen

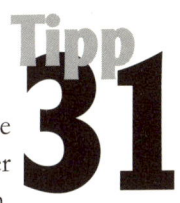

Manchmal ist ein Stück Schokolade oder eine andere Leckerei mit einem hohen Anteil an Fett und Zucker Balsam für unsere Seele. Dann soll es auch so sein.

Doch: Welche Zucker soll man überhaupt zu sich nehmen, wenn man abnehmen oder sein Gewicht halten will und sich obendrein gesund ernähren möchte? Eindeutige Antwort für alle drei Fälle: Gleichgültig, welchen Zucker Sie favorisieren – ihn immer nur in kleinen Mengen genießen. Das bekommt dem Stoffwechsel, vermeidet Diabetes und schont die Zähne.

Niemand muss komplett auf Zucker verzichten und auch nicht auf Alternativen ausweichen, denn die sind – bei näherer Betrachtung – keine wirklich bessere Wahl. Fruchtzucker (Fruktose) macht bei gleicher Menge genauso dick wie Industriezucker. Fruktose ist außerdem ins Gerede gekommen. Es ist zwar ein natürliches, süß schmeckendes Kohlenhydrat, das man auch als *Biozucker* bezeichnen könnte, aber unser Organismus hat ein Problem damit: Er kann den Fruchtzucker nicht richtig aufnehmen, speichert ihn in der Leber in Form von Fett und kann ihn somit nur schwer abbauen. Ein weiterer Nachteil ist, dass Fruktose kein Sättigungsgefühl auslöst.

Statt die Kalorien in Brot, Reis und Nudeln zu zählen, sollte man besser auf süße Obstsäfte und Softdrinks verzichten, rät Richard Johnson, der Leiter der Gainsviller Studie, allen Diätwilligen im *European Journal of Nutrition.* Im Gegensatz zu diesen kohlenhydratreichen Lebensmitteln werde Fruchtzucker allzu häufig gedankenlos und in großen Mengen konsumiert. Auch das Deutsche Institut für Ernährungsforschung hält Fruchtzucker in Getränken für einen bedeutenden Dickmacher.

Und wo ist Fruktose drin? In der Natur findet sich Fruchtzucker in jeder Art von Obst. Im Handel ist er erhältlich als kristallines Pulver oder Maissirup. Wegen seiner hohen Süßkraft wird Fruchtzucker häufig zum Süßen von Softdrinks eingesetzt. Er findet sich keineswegs nur in Diabetiker-Produkten, sondern auch in zahlreichen anderen Lebensmitteln, beispielsweise in Fertiggerichten, Joghurts und Smoothies. Getrocknete Früchte enthalten einen besonders hohen Fruchtzucker-Anteil: In 100 Gramm getrockneten Datteln oder Feigen sind bis zu 28 Gramm Fruchtzucker enthalten. Auch in Desserts und Tomatenketchup findet er sich. Vor dem Genuss von Obst muss jedoch niemand Panik haben. Dort ist der Fruchtzuckergehalt gering und liegt deutlich unter dem Wert von mit Fruktose gesüßten Lebensmitteln. Süßstoffe sind auch keine wirkliche Alternative zum normalen Zucker, obwohl er oft extrem, ja penetrant süß schmeckt und im Verdacht steht, den Hunger erst recht anzukurbeln. Die einfachste und preisgünstigste Entscheidung, die man hier treffen kann: Zucker ja, aber in Maßen. Statt weißem Zucker sollte man braunen verwenden (da sieht man die Mengen auch besser!) oder – alternativ – Agavendicksaft, Honig oder Ahornsirup (niedrigerer Glyx).

Und ab und zu darf die Lieblingsschokolade sein, denn – nun die versöhnliche Nachricht zum Schluss – neueste Studien brachten zutage, dass Schokolade das Herz schützt und das Risiko für Herz-Kreislauf-Erkrankungen senken kann. Wissenschaftler sagen, dass geringe Mengen dunkle Schokolade hin und wieder von Vorteil sind. Der tägliche Verzehr von etwa sechs Gramm (nicht mehr!) dunkler Schokolade schade nichts, im Gegenteil. Die Schoko-Genießer leben gesünder als diejenigen, die ganz auf Schokolade verzichten.

Also: Abwiegen … und ohne Reue genießen. Sofern Sie die Schokolade am Tag verzehren und nicht als Betthupferl missbrauchen …

Zucker macht süchtig

Tipp 32

Zucker wird in Deutschland in großen Mengen konsumiert – durchschnittlich vertilgt jeder Deutsche jährlich circa 34 Kilogramm Zucker, mehr als je zuvor. Zucker birgt dabei nicht nur ein gesundheitliches Risiko, sondern ein erhebliches Suchtpotenzial, was viele nicht wissen. Wer zu viel Zucker zu sich nimmt, wird irgendwann ein typisches Suchtmerkmal beobachten: Den Drang nach mehr. Denn wie bei jeder Droge braucht man, um sich gut zu fühlen, immer größere Mengen vom glücklich machenden *Stoff.* Und bis man sich versieht, reichen nicht mehr fünf Zuckerwürfel im Kaffee, sondern der Berg der Zuckerwürfel schaut oben heraus. Die Auswirkungen exzessiven Zuckerkonsums liegen auf der Hand: Übergewicht, Diabetes, Übersäuerung, Sodbrennen, Verdauungsprobleme, Zahnschäden und Vitaminmangel (vor allem der B-Vitamine). Man braucht bei sehr viel Zuckerkonsum schrittweise immer noch mehr Zucker. Wer dann aufhört mit dem Zuckerwahn, leidet unter Entzugserscheinungen wie Nervosität, Konzentrationsproblemen, Zittern und schlechter Laune. Studien zufolge verändert der regelmäßig hohe Konsum von Zucker offenbar gewisse Gehirnstrukturen, wie dies auch beim Konsum von Rauschgiften der Fall ist.

Wer ist nun zuckersüchtig? Sicherlich all jene, die mehr als fünf Zuckerwürfel für das Süßen ihres Kaffees oder Tees brauchen oder Menschen, die keinen Tag ohne Schokolade oder andere Süßigkeiten auskommen. Ein Zeichen von Sucht ist auch, wenn man es einfach nicht schafft, gegen die Zuckerlust anzukämpfen, obwohl der Vorsatz dazu da ist. Für besonders *süß-anfällig* gelten übrigens Menschen, die unter großem Stress leiden. Sie greifen gerne nach Zuckerhaltigem, da der Zucker durch die Stimulation der Serotonin-Produktion im Gehirn ausgleichend, beruhigend und aufmunternd wirkt. Außerdem signalisiert *süß* Energie und Euphorie. Vor allem Frauen, die durch Beruf und Familie doppelt gestresst sind, neigen zum Süßessen. *Fettesser* sind übrigens eher die Unglücksraben, die unter psychischen Problemen leiden.

Gegen die Zuckersucht hilft nur eines: Verzicht auf Industriezucker und eine grundlegende Ernährungsumstellung. Das ist im Hinblick auf die zu erwartenden Entzugserscheinungen anfangs sicherlich nicht einfach, wird aber reich belohnt durch die Lebensfreude, die aus einer guten Gesundheit kommt.

Leicht ganz ohne *Light*

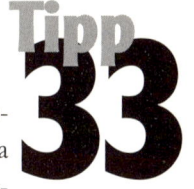

Sie meinen, Abnehmen gelinge nur mit Light-Pro-
dukten? Light also in jeder Lebenslage? Es gibt ja
mittlerweile (fast) nichts, was nicht auch in einer Light-
Variante zu haben wäre: vom Joghurt über Bier, Säfte, Wurst,
Milch, Käse, Kuchen, Chips und andere Knabbereien. Manchmal
ist *Light* sinnvoll, manchmal aber auch nicht. Leichter leben im
Sinne von fettärmer leben ist sicherlich ratsam.

Aber *Light* in Form von Zucker-Ersatzstoffen – das können
Sie genau so gut auch sein lassen, denn a) schmecken diese Produkte nur penetrant nach Süßstoff und b) verleiten sie, unter'm
Strich mehr zu essen (ist ja *Light* …). Obendrein wird in der Wissenschaft diskutiert, dass *Light* dick macht, weil Süßstoff dick
macht. Also, eine Menge guter Gründe, auf allzu viele Light-Produkte mit Süßstoff zu verzichten.

Die Frage, ob Süßstoff dick macht, wird übrigens kontrovers
und heftig diskutiert. Böse Zungen behaupten: Das Ergebnis
richtet sich immer danach, wer die jeweilige Studie in Auftrag
gibt und bezahlt. Befürworter der These *Süßstoff macht dick und
krank* führen dies auf die Schweinemast zurück, wo das Futter
Saccharin und andere Süßstoffe enthält und die Ferkel offenbar
dadurch angeregt werden, über das eigentliche Maß hinaus zu
fressen. Udo Pollmer vom Europäischen Institut für Lebens-
mittel- und Ernährungswissenschaften erklärt: *Süßstoffe würden sicher nicht zur Mast eingesetzt, wenn die Tiere davon abnähmen. Sie sind
teurer als Zucker, und wenn die billigere Lösung dieselben Effekte hätte,
würden Mastbetriebe sicher Zucker wählen.* Außerdem sei, so die
Süßstoff-Gegner, seit der Einführung von Diät-Erfrischungsge-
tränken die Zahl der Fettleibigen in den USA deutlich gestiegen.
Andere Forschergruppen hatten bereits berichtet, dass der ver-
mehrte Genuss künstlicher Süßstoffe dazu führt, dass der Körper verstärkt Fett in die Bauchhöhle einlagert, der Blutdruck

steigt und die sogenannte Insulinresistenz auftritt, die zu Diabetes führen kann.

Auch über die These, ob Süßstoff Heißhunger provozieren könne, streiten sich die Wissenschaftler. So gaben Testpersonen an, nach süßstoffhaltigen Mahlzeiten schneller wieder hungrig zu werden. Experten vermuten, dass der Körper auf den Geschmack von *süß* reflexartig Insulin ausschüttet. Weil die Süßstoffe daraufhin aber keine Kohlenhydrate liefern, sinke der Blutzuckerspiegel und Heißhunger folge auf dem Fuß. Andere wiederum bezweifeln diese Zusammenhänge.

Nun gibt es, auch das muss man fairerweise sagen, zahlreiche Studien, die – siehe oben – genau das Gegenteil beweisen und zeigen, dass Süßstoffe keinerlei Einfluss auf die Insulinausschüttung haben und somit auch keinen Hunger oder Appetit auslösen können. Wer sich hier wirklich schlau machen will, muss Studien wälzen, die weder von der Zucker- noch von der Süßstoff-Industrie in Auftrag gegeben wurden … Oder aber seine Körperreaktion auf Zucker und Süßstoff genau beobachten und seine Schlüsse daraus ziehen.

Übrigens: Seit Juli 2007 gibt es eine EU-Verordnung, die den Begriff *Light* definiert. Der Hersteller muss deklarieren, was sein Produkt *Light* macht – die Reduktion von Zucker oder Fett. Ein genaues Studieren der Verpackung lohnt sich also.

Mein Rat: Bewegen Sie sich auf der sicheren Seite und meiden Sie allzu viele süßstoffhaltige Lebensmittel. Abgesehen von möglichen gesundheitlichen Risiken schmecken sie nicht besonders gut. Dann lieber naturbelassen und einfach weniger.

Schluss mit Ausreden!

Ich glaube, es gibt keinen Lebensbereich, in dem so viele Ausreden herhalten müssen und wo sich Menschen gleichzeitig selbst so viel vormachen, wie wenn es ums Abnehmen geht. Hier die Top-Five-Ausreden, die ich in meinen Beratungen immer wieder höre, wenn es sich um das Scheitern beim Abnehmen dreht:

1. *Ich weiß auch nicht – ich kann essen, was ich will, aber alles setzt an. Ich bin wohl offenbar der klassische Ansatztyp und ein besonders guter Futterverwerter.*
2. *Ich habe schwere Knochen, da kann man nichts machen.*
3. *Meine Mutter hatte es schon an den Drüsen – irgendwie scheine ich ihre Gene geerbt zu haben und nehme deshalb so schlecht ab.*
4. *Sport kann, wenn man zu dick ist, auch gefährlich sein, sagt mein Arzt.*
5. *Im Winter bekomme ich Depressionen, da hat keine Diät eine Chance. Und deshalb nehme ich zu, sobald die Tage kürzer werden. Das ist Gesetz.*

Ja, und morgen stürzt der Himmel ein, und dann ist eh alles vorbei, nicht wahr? Was ist also dran an diesen Ausreden? Ein wenig, ja, aber nicht genug, um ständiges Scheitern damit zu verschleiern oder gar zu entschuldigen.

Kommen wir zu Punkt 1. Ja, es gibt den *Ansatztyp*, der in der Tat schneller zunimmt als andere. Doch genau diese Menschen müssen sehr genau hinschauen, was sie wann und warum essen. Viele dieser *Ansatztypen* würden erstaunlich gut abnehmen, wenn sie es mit weniger Kohlenhydraten und hin und wieder Dinner-Cancelling versuchen sowie abends einfach weniger essen würden. Wichtig bei diesen Menschen: Eine genaue Analyse der Essgewohnheiten, um dann ein passendes Programm zu entwerfen. Idealerweise sollte diese Bestandsaufnahme ergänzt werden durch einen Check beim Arzt, der über die Blutwerte feststellen kann, ob man bereits ein metabolisches Syndrom erlitten hat. Übrigens, noch eine Illusion weniger: Je mehr Gewicht ein Mensch auf die Waage bringt, umso höher sind Energieumsatz und Energieverbrauch …

Schwere Knochen? Das ewige Märchen … Der Mensch hat zwar über 200 Knochen, doch die sind erstaunlich leicht. Sie machen nur etwa zwölf Prozent des Körpergewichts aus – bei fast allen Menschen. Die Schwankungen sind extrem niedrig. Die Masse der Knochen beträgt bei den meisten Menschen weniger als zehn Kilo. Wenn zwei Menschen gleich groß sind, aber unterschiedliches Gewicht haben, sind die Knochen deshalb keine Erklärung dafür. Vergessen Sie diese Erklärung am besten also ein für alle Mal.

Was mit den berühmten *Drüsen* gemeint ist, erahnt man oft nur. Es ist eine diffuse Aussage, die alles und nichts bedeuten kann. Meist ist damit die Schilddrüse gemeint, und in der Tat: Wer zu einer Unterfunktion neigt, kann schneller und mehr ansetzen als ein gesunder Mensch. Aber auch das kann ein Arzt schnell herausfinden und mit Medikamenten gegensteuern. Wer meint, dass körperliche Ursachen hinter dem Übergewicht stehen könnten, sollte sich grundsätzlich einer ärztlichen Untersuchung unterziehen. Dann hat er das Ergebnis schwarz auf weiß.

Sport ist Mord? Na ja … sicherlich nur für den, der das gerne hätte … Ansonsten gilt, dass es für jeden Menschen die passende Bewegungsart gibt. Dass ein schwer übergewichtiger Mensch keinen Marathon laufen soll und muss, dürfte klar sein. Es hindert ihn aber nichts an moderatem Walking oder Radfahren.

Übergewicht ist, das muss man so klar sagen, in den meisten Fällen eine Folge von falschem Lebensstil, von mangelnder Bewegung und von psychischen Problemen. Ausreden zählen nicht. Und mit der Vorspiegelung falscher Tatsachen ist nichts erreicht. Im Gegenteil.

Der Bauch weiß, was er will

Tipp 35

Essgestörte haben deshalb so viele Essbedürfnisse, weil sie verlernt haben, auf die eigentlichen zu hören. Das klingt paradox, ist aber so. Denn allzu oft werden Probleme, psychische Leiden und seelische Defizite mit Essen aus- und aufgefüllt, sodass diese Menschen langsam verlernen, zu spüren und zu fühlen, auf was sie Appetit haben und auf was nicht, was sie wirklich mögen und brauchen und was nicht. So ist es elementar wichtig herauszufinden, was Ihr *Bauch* verlangt und will, nach was ihm ist, denn das kann sogar mit Mangelerscheinungen zu tun haben. Horchen Sie also genau hin. Ist Ihnen sehr nach Süßem, kann die Ursache tatsächlich in einem Zuckermangel liegen, den es auszugleichen gilt – sofern Sie nicht zuckerabhängig sind (siehe Tipp 32). Oder will Ihr *Bauch* Deftiges? Dann verlangt Ihr Körper nach Fett. In allem liegt ein Sinn. Wenn wir wieder lernen würden, auf unsere Instinkte zu hören und dementsprechend zu essen, gäbe es keine Übergewichtigkeit mehr. Denn dann würden wir das essen, worauf wir gerade Lust haben – und genau so viel davon, wie wir bräuchten. Auf diese Weise würden wir nicht zunehmen, auch wenn es sich bei den *Gelüsten* um *Verbotenes* handeln würde.

Mit anderen Worten: Tun Sie das, worauf in diesem Buch schon des Öfteren hingewiesen wurde: Entdecken Sie Ihre Instinkte neu. Übrigens: Auf Instinkte ist Verlass, denn sie sind das, was man ein verlässliches Erbe nennt. Der Mensch verfügt von Geburt an über eine Reihe von Instinkten, die sich in Millionen von Jahren entwickelt haben und unseren Ur-Vorfahren halfen, in einer gefährlichen Umwelt zu überleben. Diese Instinkte sind immer noch vorhanden, auch wenn wir sie im Alltag kaum noch bemerken. Wissenschaftler sprechen heute übrigens lieber von *angeborenem Verhalten* als von Instinkten.

Der stärkste Instinkt ist zweifellos der des Überlebens. Dies mag ein Grund dafür sein, dass sich der Mensch häufig instinktiv vor dem ekelt, das ihm schaden könnte (zum Beispiel vor Viren, Bakterien, Schlangen, Parasiten, Spinnen und Ähnlichem). Der zweitstärkste Instinkt ist der Sexualtrieb, der Instinkt also, sich fortzupflanzen. Weitere Instinkte sind: Kämpfen (und möglichst siegen), Opferbereitschaft (Eltern für ihre Kinder) sowie Mitgefühl mit Schwächeren.

Unsere Instinkte sind ein Relikt aus den Anfängen der Menschheit. Unsere urzeitlichen Vorfahren haben sie durch Erfahrung ausgebildet, weil ohne sie kein Überleben möglich war. Instinkte haben auch heute noch wertvolle Aufgaben. So warnen sie etwa vor Gefahren, so hat man es *im Bauch*, wenn einem ein Mensch nicht gefällt, so läuten die inneren Alarmglocken bei bestimmten Reizen. Bei jedem Menschen ist das anderes, da die Summe der Erfahrungen und dessen, was er von der Natur mitbekommen hat, jeweils individuell verschieden ist. Spüren Sie Ihren Instinkten wieder nach, hören Sie auf sie, lassen Sie sie zu – sie werden Ihnen auch beim Essen den richtigen Weg weisen.

Tipp 36
Der goldene Weg zwischen Askese und Völlerei

Es gibt Menschen, die erheben die Askese zu einer Art Ideologie, zu einer erstrebenswerten Lebensform, zu einer grundlegenden Lebensmaxime. Der Verzicht kann bei diesen Menschen ein starkes Glücksgefühl auslösen, aber auch ein Gefühl der Überlegenheit gegenüber all jenen armen und schwachen Mitmenschen, die nicht an einem Croissant vorbeigehen können, ohne es zu kaufen (um es dann genüsslich zu verzehren). Askese bedeutet eine spezielle Sicht auf die Dinge, die für einzelne gut sein kann, die sich aber nur schwer *antrainieren* lässt, bloß weil man sie unter Umständen als sinnvoll erachtet, um abzunehmen. Das wäre sehr schwierig.

Zwar ist es so, dass, wer abnehmen will, in der Tat lernen muss zu verzichten. Auf alles, was zu viel, zu fett und zu üppig ist. Das heißt aber noch lange nicht, dass wir fortan nur noch in züchtiger Askese leben dürfen. Denn das ist eben nicht für jeden erstrebenswert, auch nicht im Sinne einer Ideologie. Wer mit offenen Augen durch Reformhäuser oder andere Gesundheitstempel geht, wird immer wieder auf die *Hardcore-Vertreter* jener Spezies treffen, die mir persönlich in gewisser Weise suspekt sind: die Verneiner des barocken Lebensgefühls aus Prinzip, diejenigen, die genussvollem Essen entsagen, kurz, die wahren Asketen unter uns. Sie stehen in sich versunken, mit oftmals schütterem Haar und grauem Gesicht, vor irgendwelchen Waren, grübeln über deren Sinn und Unsinn und sehen häufig so aus, als würde jeden Moment ihr letztes Stündlein schlagen. Diese Menschen sollten wir uns nicht wirklich zum Vorbild nehmen. Vorbilder sind auch nicht die Vertreter der anderen Fraktion: die Hedonisten und Gourmands, die vollkommen losgelöst und exzessiv dem sinnlichen Genuss des Essens frönen. Und somit selten schlank und gesund sind ...

Askese macht uns zu graugesichtigen Leidenswesen, und Völlerei führt uns zu Unbeweglichkeit und Übergewicht. Doch wie immer gibt es auch hier zwischen den beiden Positionen den berühmten goldenen Mittelweg, und genau diesen sollten wir anstreben und gehen – situativ, intuitiv und mal mehr in die eine oder andere Richtung tendierend. Was wir dazu brauchen, ist ein intaktes Körpergefühl, Mut zum einen wie zum anderen und Selbstbewusstsein. Und unser Motto lautet: *Wir wissen, was wir tun (jedenfalls meistens).*

BMI – kein Maß aller Dinge

Tipp 37

Es gibt eine Menge Formeln, die (angeblich) das *richtige* Gewicht ermitteln. Glücklicherweise ist man inzwischen wieder weg von der Simpelformel *Größe minus 100 = Normalgewicht; minus nochmals zehn Prozent = Idealgewicht*. Anerkannter ist heute der BMI oder auf neudeutsch der

Body Mass Index. Wikipedia sagt zur Definition: *Der Body-Mass-Index – auch Körpermasseindex (KMI), Kaup-Index oder Körpermassenzahl (KMZ) genannt – ist eine Maßzahl für die Bewertung des Körpergewichts eines Menschen. Die BMI-Formel ist Körpergewicht in Kilogramm geteilt durch Körpergröße in Metern zum Quadrat.*

Der BMI gibt lediglich einen groben Richtwert an und ist umstritten, da er die körperlichen Besonderheiten eines Menschen wie die Statur und die individuell verschiedene Zusammensetzung des Körpergewichts aus Fett und Muskelmasse nicht berücksichtigt. So wären Klitschko, Schwarzenegger & Co., ginge man lediglich nach dem BMI, schwer übergewichtig, und zwar nur deshalb, weil sie als Extremsportler einen überdurchschnittlich hohen Anteil an Muskelgewebe haben. Maßgeblich bei Übergewicht ist jedoch der Anteil der Fettmasse. Die Aussagefähigkeit des BMI ist somit beschränkt, da er Ergebnisse verzerrt darstellt. Bei jeder korrekten Beurteilung des Gewichts muss grundsätzlich der Fettmasse-Anteil berücksichtigt werden.

Nachdem der BMI auch keine Rolle spielt, wenn es um das Schlaganfall- oder Herzinfarkt-Risiko eines Menschen geht, raten Wissenschaftler heute dazu, sich am Verhältnis von Taillenumfang zu Körpergröße zu orientieren, kurz am WHtR-Wert (Waist-to-Height-Ratio). Man weiß heute, dass vor allem der stoffwechselaktive Bauchspeck ungesund ist. Er gibt schädliche Fettsäuren ins Blut ab, und Fettpolster um Darmschlingen produzieren entzündungsfördernde Botenstoffe, sodass der Körper immer in einer Art *Entzündungsalarmzustand* ist. So ist eine solche Maßeinheit wie die WHtR in Bezug auf gesundheitliche Risiken sicherlich sinnvoller. Wer übergewichtig ist, sollte sein Blutbild auf Entzündungsparameter wie C-reaktives Protein und Blutsenkung checken. Übrigens: Es ist nachgewiesen, dass Fettreserven an Po und Oberschenkeln im Gegensatz zum Bauchfett eher eine schützende Wirkung auf den Körper haben.

Das Messen des WHtR-Werts ist simpel: Taillenumfang in cm durch Körpergröße in cm. Beispiel: 78 geteilt durch 168 = 0,46.

Vereinfacht gesagt sind Ergebnisse unter 0,5 in Ordnung, darüber eher nicht so günstig.

Bei allen diesen Formeln und Indizes gilt jedoch, dass es auch noch unser *Wohlfühlgewicht* gibt – hören Sie darauf, gleichgültig, was die Waage sagt. Studien beweisen übrigens, dass ein moderates Übergewicht gesundheitsfördernd ist. *Moderat* bedeutet üblicherweise jedoch nicht mehr als zehn Prozent über dem, was alters -und geschlechtsbezogen empfohlen wird.

Dement mit Messer und Gabel? Tipp 38

Dass sich Übergewicht negativ auf das Herzkreislauf- und Stoffwechselsystem auswirkt, ist hinreichend bekannt. Neuere Studien weisen nun auch auf einen möglichen und sehr wahrscheinlichen Zusammenhang zwischen Demenz und Übergewicht hin.

Studien aus den USA, aus Deutschland und Schweden, aber auch Tierversuche haben ergeben, dass die Wahrscheinlichkeit, im Alter an Demenz oder Alzheimer zu erkranken bei sehr Übergewichtigen steigt. Besonders betroffen sind erneut jene Menschen mit der Apfelform und dem *Schwimmreifen* um die Leibesmitte. Der leidige und ungesunde Bauchspeck scheint auch hier wieder einmal der Auslöser für Störungen der Gehirnfunktionen zu sein.

Was kann, was sollte man also tun? Den Lebensstil verändern! Weniger, dafür besser essen. Verzichten Sie auf allzu reichlichen Konsum von Fett und Zucker. Beide sind Hauptverdächtige im *Fall Demenz!*

Tipp 39

Saisonale Diät-Tsunamis? Nichts für Sie!

Alljährlich gibt es eine flächendeckende Kollektiv-Diät-Panik, die mit Jahreszeiten und speziellen *Events* zu tun hat. Fangen wir an mit dem Jahresbeginn: Die ganze Republik stöhnt noch unter den Nachwirkungen der Feiertage, und schon werden die müden Medien munter. Aus dem Blätterwald sprüht uns ein Diätratgeber-Feuerwerk entgegen mit tausend Tipps, wie man die *Sünden* der Weihnachts- und Silvesterzeit ganz schnell ausbügelt, sprich: herunterhungert. Dabei wird geflissentlich übersehen, dass die überschüssigen Kilos nicht zwischen Weihnachten und Neujahr angefuttert wurden, sondern zwischen Neujahr und Weihnachten. Kaum ist dieser Nach-Weihnachts-Appell verklungen, geht es weiter: Die Frühjahrsdiäten starten auf breiter Front. Keine Zeitschrift, keine Zeitung, kein Sender, der dieses Thema nicht aufgreifen würde. Mal mit, mal ohne professionelle (Experten-) Unterstützung, mal mit, mal ohne Promi- oder TV-Köche-Assistenz.

Kaum ist dieser Diät-Tsunami abgeebbt (und das dauert … das Thema will weidlich ausgeschlachtet werden), stehen wir vor dem nächsten Figur-Super-GAU, dem Sommer. Ich sage nur: Cellulite- & Bikini-Alarm! Vor allem den weiblichen Sonnenanbetern und Strandläufern wird jetzt rundherum herzhaft ins Gewissen geredet. Da gibt es nur einen Ausweg: Neben teuren Mittelchen (die nichts, aber auch gar nichts bringen außer Umsatz für die Hersteller) und noch teureren Plastikhüllenwickeln (die exakt eine Woche was bringen) hilft nur das Eine – erraten! – die ultimative Sommer-Strand-Blitz-Diät. Kaum sind dann die Beben und Nachbeben dieser Diätwelle vorüber (auch das dauert, der Sommer ist lang, die Themen sind knapp …), rückt der eher kontemplative Herbst nach. Jetzt wird es tricky, denn nun redet man uns ein, dass genau diese Zeit nach den Urlaubsgenüssen die allerbeste sei, den Körper wieder in *Balance* zu bringen. Nur mit einer Diät auf Basenbasis gewappnet könnten wir dem November-Blues trotzen und gleichzeitig unser Immunsystem zu ungeahnten Höhenflügen aufputschen.

Das Jahr neigt sich mittlerweile wieder dem Ende zu. Kurz vor Weihnachten mahnen uns dann die Frauenzeitschriften, jetzt noch für circa zehn Tage bis zwei Wochen essensmäßig einen Gang herunterzuschalten, um die Gänge der Feiertags-Menüs unbeschwert genießen zu können … bis zum Tag X im Neuen Jahr, wo der wundersame Diät-Kreislauf aufs Neue beginnt.

Ich fordere Sie nur auf: Zeigen Sie diesem alljährlich wiederkehrenden Diät-Wahnsinn und dieser Art von Gehirnwäsche die Rote Karte. Nicht nur, weil diese Dauerdiäten schlichtweg Unsinn sind (und uns immer dicker werden lassen statt dünner), sondern weil wir manipuliert werden von der einschlägigen Presse und weil man uns (die Frauen) reduzieren will auf das Bild der Frauen in den Gazetten.

Diese Äußerlichkeiten haben wir alle nicht nötig. Aus purer Bockigkeit sollten wir solche Bemühungen aushebeln. Oder vielmehr – das klingt besser und trifft es auch besser: Wir sind selbstbewusst genug, selbst zu bestimmen, wann wir was tun müssen, und wir tanzen nicht nach der Pfeife der (zumeist dürren) Chefredakteurinnen irgendwelcher Frauenzeitschriften. Wir sind wir – und damit basta!

Appetitzügler: Natur siegt über Chemie

Tipp 40

Abnehmen wäre so einfach, wenn … ja, wenn Hunger und Appetit nicht wären. Wenn sich dann im Laufe eines langen Diätenlebens Frust, Stress und Versagensangst breit machen, ist der nächste Fressanfall vorprogrammiert. Dann hilft selbst der Gedanke an eine bessere Zukunft oder Figur nichts mehr.

Wäre es da nicht einfach traumhaft, könnte man mit einem einzigen Griff zur Pille all seine Probleme lösen? Zum Glück gibt es doch diese verlockenden Appetitzügler, die – wie der Name schon sagt – den Appetit zügeln, ohne dass man sich anstrengen müsste. Sie wirken über das Nervensystem, besiegen im Sättigungszentrum des Gehirns den Hunger und machen obendrein gute Laune. Was will man mehr? Klingt gut, oder? Doch Vorsicht! Da die Suchtgefahr bei Präparaten auf Amphetamin-Basis sehr hoch ist, sind die meisten inzwischen verboten. Auch einige Appetitzügler, die auf serotoninähnlichen Substanzen beruhen, sind aufgrund ihrer gesundheitsschädigenden Wirkung auf Herzmuskel und Lunge wieder vom Markt verschwunden. Im Internet wird man diese Präparate sicherlich noch finden können, meist aus zwielichtigen Quellen – lassen Sie unbedingt die Finger davon.

Gut wäre es, wenn man es erst nicht so weit kommen ließe, dass einen Heißhunger überfällt. Am besten, gesündesten und kostengünstigsten beugt man vor, indem man vernünftig und vollwertig isst. Ballaststoffe sind natürliche Hungerstiller und in Vollkornprodukten, Obst und Gemüse enthalten. Außerdem sorgen die Ballaststoffe dafür, dass der Darm nicht träge wird. Ferner gibt es Lebensmittel, die gezielt Hunger dämpfen, wie zum Beispiel Ingwer, Minze oder Zitrusfrüchte.

Für diejenigen, die bedingt durch ihre Lebenssituation nicht so gesund leben können, wie sie es sollten, gibt es *sanfte* pflanzliche Mittel, die aufquellen können. Sie enthalten Collagen sowie Cellulose, saugen sich im Magen voll wie ein Schwamm und bremsen somit das Hungergefühl.

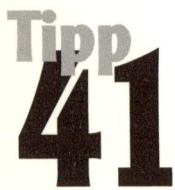

Tipp 41
Abführmittel & Co. – ein dickes Geschäft

Abführmittel sind der größte Irrtum aller Zeiten. Viele Frauen meinen, dass sie alles essen können, was sie wollen, sofern sie gleichzeitig Abführmittel schlucken. Diese sorgen ja angeblich dafür, dass das Gegessene wieder ausgeschieden wird, ohne dass *Schäden* an den Problemzonen angerichtet würden. Genau diese Annahme ist aber falsch, denn Abführmittel wirken nur im Dickdarm – also *nachdem* die Kalorien längst aufgenommen sind. Außerdem entwässern sie den Körper. Das kann auf der Waage zwar ein paar Kilo weniger bringen, aber auf ungesunde Weise, da mit dem Wasser auch die darin enthaltenen Mineralien verloren gehen. Fett hingegen wird mit Sicherheit nicht ausgeschieden, obwohl das doch eigentlich Sinn der Sache wäre, oder?

Wer allzu oft zu Abführmitteln greift, entwöhnt überdies den Körper von seiner natürlichen Verdauungsfunktion. Mit anderen Worten: Normaler Stuhlgang wird *ohne* immer problematischer. Laut zahlreichen Studien können Abführmittel, die über längere Zeit regelmäßig zum Abnehmen eingenommen werden, zu einem erhöhten Krebsrisiko für Darm, Nieren, Blase oder Harnleiter führen. Der Konsum von Abführmitteln steht also in keinem Verhältnis zu den möglichen Gefahren. Außerdem gibt es auch sanfte Methoden – viel trinken, aufgeweichte Trockenpflaumen im Morgenmüsli, Darmmassagen, Ballaststoffe – um dasselbe Ziel zu erreichen. Wer sich dann zusätzlich noch mehr bewegt, wird seinem Darm einfach nur Gutes tun, die Verdauung wird funktionieren, das Darm-Krebsrisiko sinkt. Gute Gründe also, die für eine natürliche Lebensweise ohne Abführmittel sprechen.

Übrigens: Auch Entwässerungstabletten bringen nichts. Wie das Wort schon sagt, ziehen sie Wasser aus dem Körper und das samt der wertvollen Mineralien.

Und was ist mit den Anti-Fettpillen Xenical (verschreibungspflichtig) und Alli (frei erhältlich)? Der in beiden Produkten in unterschiedlichen Dosen enthaltene Wirkstoff Orlistat sorgt dafür, dass ein großer Teil des aufgenommenen Fetts nicht verarbeitet, sondern gleich wieder ausgeschieden wird, also nicht als

Fettdepot in den Körper wandert. Was hier so verführerisch klingt, hat auch seine Tücken. Mit dem ausgeschiedenen Fett gehen fettlösliche Vitamine verloren. Dies kann bei längerer Einnahme zu einem Vitamin-A-Mangel und damit zu Einschränkungen der Sehfunktion führen. Weitere unangenehme Nebenwirkungen können Blähungen und Durchfall sein. Nutzen und Risiko sind darum gut gegeneinander abzuwägen. Wer will schon schlank, aber krank sein?

All diese *Hilfsmittel* kann man hin und wieder einsetzen, sollte es aber nicht gewohnheitsmäßig tun. Einen grundsätzlichen Nachteil sehe ich darin, dass die Pillen und Pülverchen nicht helfen, ein Verhalten wirklich zu ändern. Jeder, der ein Medikament nimmt, macht es sich einfach, indem er die Verantwortung für sich damit auf die einfachste Art und Weise delegiert. Und die Waage? Sie zeigt meist nur Scheinsiege an, wenn Wasser statt Fett verloren wird.

Vernünftige Betrachtung, gutes Überlegen und Selbstdisziplin helfen besser, auch wenn die Verlockungen der Schlankheitsmittel groß sind und die Werbung viel verspricht.

Tipp 42 Sind Formula-Diäten ratsam?

Unter dem Begriff *Formula-Diät* versteht man eine Ernährungsform, die auf der Basis von speziellen Diätmitteln rasch helfen soll, Gewicht zu reduzieren. Die täglichen Mahlzeiten werden dabei teilweise oder vollständig gegen die entsprechenden Produkte des Diätprogramms ausgetauscht. Ehe Sie an diese Möglichkeit für sich denken, sollten Sie immer erst einen Arzt zu Rate ziehen, der das entsprechende Programm im Hinblick auf Ihre gesundheitliche Situation einschätzen sollte. Dieser Arzt sollte idealerweise nicht an einem der Zentren arbeiten, die Formula-Produkte einsetzen. Sonst würde er einerseits zwar sicherlich in puncto Ernährung und ernährungsbedingter Erkrankungen kompetent sein, andererseits aber auch seine Produkte verkaufen wollen. Diesem Interessenkonflikt sollten Sie von vornherein aus dem Weg gehen und besser eine neutrale Meinung einholen.

Die industriell hergestellten Produkte der Formula-Diäten setzen sich zusammen aus konzentrierten Nährstoffen wie Eiweiß, Vitaminen, Spurenelementen und Mineralstoffen. Sie werden meist in Form von Pulvern oder als Fertig-Drinks angeboten. Die Geschmacksrichtungen reichen von süß bis pikant, sodass die individuellen Vorlieben berücksichtigt werden können, was allerdings nichts daran ändert, dass die meisten dieser *Mahlzeiten* scheußlich schmecken. Formula-Diäten werden auch im Rahmen von speziellen Abnehm-Programmen eingesetzt, deren Konzepte ergänzt sind um ernährungsphysiologische, sportmedizinische und psychologische Beratung. Diese Programme dauern meist bis zu einem Jahr, sind (relativ) effektiv, aber zugleich auch recht teuer.

Der unumstrittene Vorteil einer jeden Formula-Ernährung ist, dass die Pfunde durch die magere Kalorienzufuhr von durchschnittlich nur 800 bis 1200 Kalorien am Tag schnell schmelzen. Außerdem wird mit stark eiweißhaltigen Produkten die Muskelmasse nicht so sehr angegriffen. Man verliert bei einer mehrwöchigen Formula-Diät sicherlich auch Muskelgewebe, aber weit weniger als mit anderen Diäten. Außerdem ist das Verfahren unkompliziert, man braucht nicht abzuwiegen, zu zählen oder zu kochen. Als Nachteil zu nennen ist, dass diese Art *Essen* sehr eintönig ist. Die Pulver und Drinks schmecken nicht wirklich prickelnd – mithin hat das Essen über viele Wochen nichts mehr mit Genuss zu tun. Zu den Eiweiß-Einheiten muss reichlich Wasser getrunken werden, damit es nicht zu Problemen mit der Verdauung kommt. Frust und Depressionen sind im Laufe einer solchen Diät, trotz der schnellen Erfolge, nicht selten. Außerdem hilft sie nicht, das Bewusstsein für Ess- und Lebensgewohnheiten zu verändern. Wer nach einer Formula-Diät seinen Lebensstil nicht radikal ändert, wird auch wieder zunehmen, Jojo sei Dank ...

Nach meiner eigenen Erfahrung mit einer Formula-Diät kann ich abschließend sagen: Ja, sie hilft, sehr schnell sehr viel abzunehmen. Und nein, sie hat auf lange Sicht auch keine besseren Erfolgsquoten als andere Diäten, sofern man nicht zusätzlich bereit ist, sein komplettes Leben umzukrempeln.

Tipp 43 — Kein Happy End mit *Happy Pills*

In Hollywood ist es gang und gäbe, Schlankheits- und *Feel-Good*-Pillen zu schlucken. Man spricht ganz offen darüber und tauscht die ultimativen Tipps miteinander aus, beim Beauty-Doktor, beim Friseur oder Visagisten. So gehen Pillen wie etwa Adderall weg wie die warmen Semmeln, irgendwie muss man es ja schaffen, die begehrte Size Zero zu bekommen oder zu halten. Denn wer es in Kaliforniens Filmbusiness zu etwas bringen will, muss vor allem eines sein: sehr dünn. Adderall ist übrigens ein rezeptpflichtiges Medikament, das eigentlich für das ADHS-Syndrom entwickelt wurde, also für hyperaktive Menschen, die unter *Aufmerksamkeitsdefizit* leiden. Enthalten sind Amphetamine, die für gute Stimmung sorgen, gleichzeitig die Konzentration erhöhen und den Hunger dämpfen. Klingt verführerisch, die Nebenwirkungen sind jedoch enorm: Herzrasen, Schwitzen, Bluthochdruck und Schlaflosigkeit. Das schreckt echte Dünnheits-Süchtige aber nicht – der Umsatz von Adderall stieg binnen fünf Jahren in den USA auf mehr als das Doppelte.

Auch hierzulande geben – vorwiegend Frauen – rund 100 Millionen Euro (!) für Schlankheitspillen aus. Ein wahrhaft dickes Geschäft. Vor allem via Internet boomt ein unkontrollierter Markt mit Schlankheitspillen, die Amphetamine, Ephedrin und Sibutramin enthalten und damit bei längerem Gebrauch abhängig machen. So dürfen auch offiziell seit dem 25. Januar 2010 bei uns in Apotheken keine Schlankheitstabletten mehr mit dem Wirkstoff Sibutramin verkauft werden. Das Risiko, einen Herzinfarkt, Schlaganfall oder Herzstillstand zu erleiden, ist einfach zu groß. Sibutramin war ursprünglich übrigens als Antidepressivum entwickelt – bis man seine Qualitäten als *Fatburner* entdeckte. Diese Substanz kurbelt – wie die anderen genannten auch – den Stoffwechsel an, wodurch mehr Fett verbrannt wird.

Den gleichen Effekt haben übrigens Schilddrüsenmittel, die gerne als *Schlankheitstipp* weitergereicht werden. Auch hier ist äußerste Vorsicht geraten: Die Schilddrüse steuert zahlreiche wichtige Funktionen im Körper und mag es gar nicht, wenn man künstlich eine Überfunktion auslöst, nur damit ein paar Kilos verschwinden. Diese Medikamente darf nur einnehmen, wer eine Schilddrüsenunterfunktion hat, alle anderen nicht! Es lohnt aber, bei Übergewicht seinen Schilddrüsen-Hormonstatus beim Arzt klären zu lassen, denn eine Unterfunktion kann das Gewicht tatsächlich ungünstig beeinflussen.

Das Verführerische an den *Happy Pills* ist die mit der Erhöhung des Serotoninspiegels *(Glückshormon)* einher gehende gute Laune ohne Hunger – eine Kombination, die vielen Frauen (verständlicherweise) als paradiesischer Ausweg aus dem Dilemma zu vieler Kilos erscheint. Doch sollte man bei allen Fragen, die sich um die eigene Gesundheit drehen, das Hirn nicht abschalten. Körperliche Risiken und das Suchtpotenzial sind nicht zu unterschätzen, und damit könnte das Glück von kurzer Dauer sein.

Was ist dran am HCG-Hormon?

Tipp 44

Als *Hollywood*-Geheimnis geistert durch den bunten Blätterwald immer wieder die HCG-Diät – für mich eines der überflüssigsten (und teuersten) *Geheimnisse* gleichzeitig. Worum es geht, ist kurz erklärt: Zusätzlich zu einer strengen Diät wird in geringen Dosen das HCG-Hormon gespritzt. Der Effekt soll sein: Keine Heißhunger-Attacken, schnelles Abnehmen, primär an den *Problemzonen*, aber nur Fett, keine

Muskelmasse. Weitere positive Nebeneffekte sollen gute Laune sein, der Stoffwechsel soll angeregt, die Schilddrüse stimuliert werden. Die frohe Botschaft: In drei Wochen kann man auf diese Weise vier bis fünf Kilo abnehmen und dafür – einschließlich Bluttests – um circa 2500 Euro *leichter werden.*

Hinter dem Kürzel HCG verbirgt sich das Hormon *Humanes Choriongonadotropin,* das normalerweise nur während der Schwangerschaft erzeugt wird. Im Bedarfsfall dient das Hormon zur Energiegewinnung aus den Fettdepots der werdenden Mutter. Die *Diät* sieht so aus, dass pro Tag 500 Kalorien nicht überschritten werden dürfen, es sollen bevorzugt eiweißhaltige Nahrungsmittel verzehrt werden, und dazu schlabbert man am Tag zwei bis drei Liter Wasser. Hinzu kommen drei Injektionen pro Woche, die man sich auch selbst spritzen kann. Eine *Kur* ist gewöhnlich auf acht Wochen anlegt.

Die Anwendung von Hormonen *nur* zum Abnehmen halte ich persönlich für abenteuerlich und gesundheitlich grenzwertig, zumal in physiologische Abläufe eingegriffen wird (Beispiel Schilddrüse – siehe Tipp 43). Alles, was man damit erreichen kann, geht auch anders. Wer sich von nur 500 Kalorien am Tag ernährt, wird selbstverständlich, auch ohne Hormonspritzen, sehr schnell abnehmen. Wer dies mit geballter Eiweiß-Power tut, verbunden mit Bewegung, wird Muskelschwund weitgehend verhindern (ganz lässt er sich freilich nie vermeiden). Und was gute Laune und Energie betreffen, so hängt das in den meisten Fällen vom Einzelnen ab. Der eine wird so, der andere so reagieren. Das gilt auch für Fastenzeiten, in denen angeblich ganz besonders viele glücksauslösende Botenstoffe produziert werden.

Meine Empfehlung ist in diesem Fall ganz klar: Finger weg von allen unnatürlichen Hilfsmitteln, die eine Menge Geld kosten und deren Auswirkungen auf die Gesundheit im Ungewissen liegen. Wer schnell abnehmen will, kann das sehr viel kostengünstiger mit dem selben Effekt erreichen. Und wie immer müssen Sie sehr wohl wissen, dass erst nach dem Abnehmen die eigentlich harte Phase beginnt, nämlich die des Kampfes gegen den Jojo-Effekt und um das Gewicht-Halten. Dabei hilft dann auch kein Hormon, es hilft nur, kritisch und selbstbestimmt zu bleiben, auch wenn manche *Geheimnisse* noch so verführerisch klingen.

Skalpell statt Lebensumstellung?

Tipp 45

Ich traf in der Zeit, als ich sehr dick war, eine noch dickere Frau, die sich entschlossen hatte, sich operieren zu lassen. *Normalgewichtige haben keine Ahnung, was es heißt, so dick zu sein und einfach keinen Anfang zu finden,* klagte sie. Nach dem Magen-Bypass nahm sie dann extrem ab, fühlte sich wie befreit, wie in einem *neuen Leben.* Sie freute sich an der neu gewonnenen Attraktivität und der damit einhergehenden Akzeptanz – für sie ganz ungewohnte Erfahrungen.

So gibt es sicherlich Fälle, in denen ein operativer Eingriff der richtige Schritt ist. Für mich selbst wäre ein solcher Weg nicht in Frage gekommen, weil er mein Problem nicht gelöst und mein Verhalten nicht verändert hätte. Mein Weg muss jedoch nicht der alleinig seligmachende sein und schon gar nicht ein Muster für andere. Wer sich für einen Eingriff entscheidet, sollte vorher möglichst alle konservativen Methoden ausprobiert haben und sich in jedem Fall sehr gut über sämtliche operative Verfahren und deren Risiken informieren.

Um bei krankhaft hohem Übergewicht chirurgisch Gewicht loszuwerden, gibt es verschiedene Methoden. Da wäre zunächst die Magenverkleinerung mittels Magenband. Der obere Anteil des Magens wird, wie das Wort schon sagt, verkleinert, sodass man nur noch kleine Speisemengen verzehren kann und so automatisch abnimmt. Diese Operation ist ein ernstzunehmender Eingriff mit all den möglichen Komplikationen einer Operation.

Man wird aber sicherlich danach zügig und gut abnehmen können.

Eine Möglichkeit, das Übergewicht mit einem minimalinvasiven Eingriff zu bekämpfen, ist der Magenballon. Hierbei fungiert der Ballon, der endoskopisch eingeführt wird, im Magen als *Platzhalter* für Essen – mit der Konsequenz, dass das Hungergefühl sinkt und das Gewicht schnell reduziert wird. Der Silikon-Ballon wird unter Betäubung in ungefülltem Zustand über die Speiseröhre in den Magen eingeführt und dann mit Luft oder Wasser befüllt. Nebenwirkungen nach dem Legen des Ballons können Übelkeit, Erbrechen, Druckgefühl sein. Auch die Gefahr besteht, dass der Ballon platzt, was allerdings üblicherweise keine größeren Folgen hat. Das Entfernen des Ballons ist unkritisch.

Der Magen-Bypass ist ein weiteres, sehr invasives Verfahren, bei dem etwa zwei Drittel des Magens entfernt werden und der Restmagen mit der ersten Dünndarmschlinge verbunden wird. Dadurch ist die Verwertung von Nahrungsstoffen je nach Länge der ersten Dünndarmschlinge auf ein Maß reduziert, das ein rasches Abnehmen ermöglicht. In meinen Augen ist das eine umstrittene, komplikationsträchtige und nicht zu empfehlende Operation.

Fettabsaugen (Liposuction) würde ich nicht empfehlen. In den meisten Fällen ist das Bindegewebe von Übergewichtigen ohnehin vorgeschädigt. Gute Ergebnisse sind bei Fettabsaugung nur dann zu erreichen, wenn die Kandidaten jünger sind, noch eine elastische Haut haben und nicht allzu viel Fettmasse verlieren müssen. Jeder, der viel abnehmen will, sollte sich einen solchen Eingriff dreimal überlegen. Verantwortungsvolle Chirurgen sollten dem Übergewichtigen raten, zunächst das Zielgewicht zu erreichen. Danach müsste der Zustand von Haut und Muskeln bewertet und erst dann entschieden werden, ob eine Fettabsaugung oder ein anderer Eingriff überhaupt möglich und/oder sinnvoll sind. Meist hilft dann keine Fettabsaugung, sondern eine Hautstraffung. Das Geld fürs Absaugen können Sie sich also sparen!

Übrigens sind alle Fettzellen, die abgesaugt werden, in der Tat für alle Zeiten weg. Das ist die eine Seite der Medaille. Die andere Seite ist, dass das Fett nach der Absaugung dort eingelagert wird, wo noch freie Fettzellendepots vorhanden sind – und das kann im Extremfall zu unschönen Proportionen führen, weil plötzlich die Oberarme dick werden oder der Rücken oder der Po. Sollten Sie nun an die Radikallösung denken und sich alle Fettzellen entfernen lassen, so hätte dies eine fatale Auswirkung. Das Fett würde sich nämlich an den Organen anlagern, was sehr ernsthafte gesundheitliche Probleme hervorrufen kann. Verzichten Sie also auf das Fettabsaugen als Möglichkeit für schnelles Abnehmen – es gibt bessere Methoden.

Der häufigste Eingriff nach einem erheblichen Gewichtsverlust ist das Entfernen der Fettschürze nebst Bauchdeckenstraffung. Bei sehr starkem Übergewicht ist ein solcher Eingriff übrigens nicht möglich. Auch hier muss man erst abgenommen haben, um ein gutes Ergebnis zu bekommen.

Wie immer Sie sich entschließen – wägen Sie gut ab und lassen Sie sich Zeit mit Ihrer Entscheidung. Überlegen Sie, was Sie stört und was Sie erreichen wollen. Bleiben Sie unter allen Umständen realistisch, denn Wunder kann auch die ästhetische Chirurgie nicht bewirken. Begeben Sie sich ausschließlich in die Hände eines erfahrenen Operateurs.

Und, schließlich: Seien Sie sich bewusst, dass Sie auch nach einem operativen Eingriff lernen müssen, langfristig richtig und kontrolliert zu essen und Essen nicht als Kompensation für Gefühlsdefizite zu benutzen.

Nach dem Abnehmen unter's Messer?

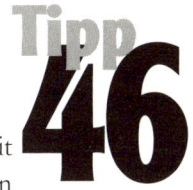

Wer sehr viel Gewicht verliert, ist hinterher oft mit dem Problem schlaffer, weicher, hängender Haut an

Armen, Beinen, Bauch, Po und Brust konfrontiert. Vor allem die Fettschürze ist ein ästhetisches, aber auch funktionelles Problem. Was tun?

Zunächst sollten Sie dafür Sorge tragen, dass die Schäden nach dem Abnehmen so gering wie möglich sind, indem Sie bereits mit dem Entschluss abzunehmen einige vorbeugende Maßnahmen ergreifen. Den Erfolg hat man zwar nicht immer in der Hand, da das (erblich bedingte) Bindegewebe eine erhebliche Rolle dabei spielt, wie man nach dem Abnehmen aussieht. Tun kann man dennoch einiges. Wer sich zum Ziel gesetzt hat, mehr als zwanzig Kilo abzuspecken, sollte von Anfang an folgendes beachten: Jeden Morgen und Abend die Haut (trocken) bürsten, vor allem an den *kritischen* Stellen, sprich: an den Oberarmen und Oberschenkeln, an Brust, Bauch, Hüften und Po. Fünf Minuten sollten es schon sein, danach eincremen. Auch Wechselduschen sind zu empfehlen und Kneipp-Güsse – eben alles, was die Durchblutung anregt.

Ich selbst habe mittlerweile über 60 Kilo abgenommen und bin ohne Operationen ausgekommen. Ich habe das Bürst-Programm ohne Ausnahme jeden Tag durchgeführt und bis heute beibehalten und kann gut mit dem Ergebnis leben. Natürlich sind meine Oberarme und Beine nicht mehr schön, meine Haut ist nicht mehr straff – aber es ist auch nicht wirklich schlimm. Ich kann mich noch am Strand zeigen, ohne dass alle, die mich ansehen, in Ohnmacht fallen müssten. Und ich mache bewusst Abstriche im Anspruch an mein Aussehen. Wann bin ich schon mal nackt oder spärlich bekleidet zu sehen? Angezogen sehe ich gut aus – und das genügt mir. Mein Mann findet mich schön, meine Freunde und Familie mögen mich so wie ich bin – und allein darauf kommt es an.

Nun gibt es natürlich extremere Fälle, die anders aussehen und wo ein anderes Handeln gefordert ist. Denn wer wirklich schlimme Hautfalten hat, muss diese operativ entfernen lassen, da sie nicht nur ein ästhetisches, sondern auch ein gesundheitliches

Problem darstellen (Pilzbildung unter den Falten, Entzündungen, Geruchsentwicklung). Da hilft nur, sich einem erfahrenen plastischen Chirurgen anzuvertrauen. Wichtig ist, nicht zu einem *Wald-und-Wiesen-Arzt* zu gehen (auf dem lukrativen Feld der Schönheitsoperationen tummeln sich eine Menge schwarzer Schafe!), sondern zu einem Arzt mit Zusatzausbildung in plastischer Chirurgie. Schauen Sie einfach mal auf die Webseite der *Deutschen Gesellschaft der Plastischen, Rekonstruktiven und Ästhetischen Chirurgen* (www.dgpraec.de) – hier gibt es eine Menge guter und sinnvoller Informationen. Und Sie erhalten Hinweise, wie Sie Ihren Arzt finden. Sie können hierbei wirklich nicht vorsichtig genug sein, denn es geht um Ihre Gesundheit. Das Naheliegende ist da nicht unbedingt das Beste – es heißt, sich kundig zu machen und eventuell mehrere Ärzte aufzusuchen, bis man sich in guter Hand weiß und Vertrauen haben kann.

Auch über die Kosten sollten Sie sich vorher gut informieren, denn diese werden teilweise von der Krankenversicherung übernommen, wenn auch mit sehr unterschiedlicher Handhabung. Ein Kostenübernahme-Antrag muss gut vorbereitet werden. Am besten erledigen Sie dies gemeinsam mit dem Operateur oder dem Hausarzt, da in den meisten Fällen auch Gutachten fällig werden.

Vorteil Mann!

Tipp 47

Es ist schon ungerecht: Da entscheidet man sich gemeinsam mit seinem Partner für eine Ernährungsumstellung, startet motiviert in das neue Programm – und was passiert? Die Frau quält sich, die Pfunde schwinden nur zäh, während der Mann in derselben Zeit deutlich mehr Gewicht verliert. Und zwar spielend. Warum nehmen Männer viel schneller ab als Frauen?

Dafür gibt es mehrere Gründe. Zum einen verfügen Männer über einen höheren Anteil an Muskelmasse und verbrennen

selbst im Ruhezustand mehr Energie, sodass sie schneller abnehmen, sobald sie weniger essen. Frauen sind aufgrund ihrer
Fähigkeit zu Schwangerschaft und Stillen eher dafür veranlagt,
Fett zu speichern, sozusagen als Reserven für schlechte Zeiten.
Auch ist der Kalorienbedarf eines Mannes grundsätzlich circa
zehn Prozent höher als der einer Frau (bei selbem Alter und etwa
gleichem Aktivitätsgrad). Dadurch, dass Männer in der Regel
größer und schwerer sind als Frauen, verbrauchen sie noch obendrein mehr Kalorien. Außerdem – auch das haben Studien bewiesen – neigen Männer weniger zu Frustrationsessen und zu
Hungerattacken. Sie sind imstande, Hungergefühle und Essver-
lockungen insgesamt besser zu unterdrücken und können das
Thema *Essen* aus ihrem Kopf verbannen. Frauen hingegen, die
ein wie immer geartetes Essproblem haben, werden vom Auf-
stehen am Morgen bis zum Schlafengehen geradezu obsessiv
vom Thema Essen verfolgt, können sich gedanklich nicht davon
lösen, leiden darunter und kämpfen dagegen an. Diese Unterschiede erklären womöglich auch, warum mehr Frauen als Männer übergewichtig und/oder essgestört sind.

Ebenso punkten Männer klar beim Thema *Wille zum Abnehmen*. Es dauert bei ihnen zwar häufig ebenso lange, ehe ein ern-
ster Entschluss, etwas am Leben zu verändern, gefasst ist, aber
ist diese Entscheidung erst einmal gefallen, dann halten Männer
disziplinierter durch und schaffen es auch nach dem Abnehmen
leichter, ihr Gewicht zu halten. Man spricht in diesem Zusammenhang von einer besseren *Zielfokussierung*.

Interessant: Frauen nehmen häufiger durch die Kombination
fett und süß zu, Männer eher durch Alkohol (vor allem Bier) und
Fastfood.

Das alles mag *frau* zwar nun als ungerecht empfinden, doch
ändert es nichts an den Tatsachen, die es hier einfach tapfer zu
akzeptieren gilt.

Schlanke Menschen frieren schneller

Tipp 48

Seit ich abgenommen habe, gibt es ein Phänomen, das ich früher nicht kannte: Ich friere. Immerzu, selbst im Sommer. Im Winter ist es besonders schlimm – ohne Bettheizung, dicke Decken und Socken geht gar nichts. Vor allem, wenn ich mich zu Hause und in Ruhe befinde. Wenn ich mich an der frischen Luft bewege, ist Frieren hingegen kein Thema, selbst im kältesten Winter nicht. Im Gegenteil: Hier werde ich zum *Öfchen*.

Besonders schlimm war das Frieren während der langen Phase des Abnehmens. Nun hatte ich zu Beginn der Formula-Diät natürlich eine sehr niedere Energiezufuhr – und das äußerte sich (auch) im Frieren. Außerdem war die Ernährung extrem eiweißhaltig, sodass der Körper für die Verdauung mehr Energie aufbrauchen musste als sonst. Die *Heizenergie* kommt dann offenbar zu kurz. Für viele Menschen ist nach einer Gewichtsabnahme mit dem Frieren Schluss, für andere wiederum (siehe mich selbst) nicht – damit muss man dann halt leben. Aber das Frieren ist in jedem Fall besser zu ertragen, als viel zu viel Gewicht mit sich herumzuschleppen. Und es gibt ja gute Strategien gegen das Frieren: Ingwertee zum Beispiel oder heiße Bäder – oder schlicht Bewegung an der frischen Luft. Das hilft in der Regel immer. Und einfach dicker anziehen!

Frauen frieren übrigens schneller und leichter als Männer, was zum einen mit der dünneren Haut zu tun hat, zum anderen mit dem Anteil an Muskel- und Fettmasse. Muskeln sind wie kleine Kraftwerke, die auch die Körpertemperatur und Wärmeregulierung positiv beeinflussen. Die stark durchbluteten Muskeln erzeugen mehr Wärme – Männer sind hier klar im Vorteil (siehe auch Tipp 47).

Wie gesagt: Früher, als ich deutlich dicker war als heute, fror ich selten, obwohl ich sicher gleichzeitig weniger Muskeln hatte als heute. Doch zu diesem Zeitpunkt schützte mich mein Fettpolster, denn Fett isoliert gegen Kälte. Diesen Effekt kann man überall in der Natur beobachten, vor allem dort, wo sich Lebewesen in extrem kalten Gegenden am Leben erhalten müssen: Robben oder Walrösser zum Beispiel verfügen über eine dicke Fettschicht, die sie vor Kälte schützt.

Aber Fett kann zwar die Wärme isolieren und halten, aber – anders als Muskeln – sie nicht selbst produzieren. Deshalb sollte das Ziel für alle frierenden Menschen sein: Muskeln aufbauen!

Tipp 49 — Kalorienkiller? Gibt es!

Es gibt Lebensmittel, die im Rufe stehen, wahre *Kalorienkiller* zu sein. An meiner persönlichen Nummer eins steht dabei der Apfel. Er ist süß (kann also leicht mal den Süßhunger bedienen), macht dank des Pektins satt und hat eine Menge wertvoller Nährstoffe … sofern es sich um einen Bio-Apfel handelt, den man mit Schale essen kann. Die wichtigsten Nährstoffe wie Kalium und Vitamin C befinden sich nämlich direkt unter der Schale – ein Apfel ohne Schale ist also kaum etwas wert, außer als Ballaststoff-Lieferant.

Gewürze als *Kalorienkiller* nehmen in meiner Küche einen großen Platz ein. Besonders bewähren sich bei der Fettverbrennung und beim Ankurbeln des Stoffwechsels alle *Scharfmacher* wie Ingwer, Koriander, Chili, Paprika, Meerrettich und Pfeffer. Aber auch verdauungsfördernde Gewürze sind zu empfehlen, allen voran Kümmel, Anis, Fenchel und Senfkörner. Ingwer kombiniert mit Knoblauch ist übrigens besonders effektiv, da sich die guten Eigenschaften der beiden gegenseitig optimal verstärken.

Ein wenig sauer kann sie schon schmecken, die Johannisbeere, dafür tut sie aber dem Säure-Basen-Haushalt gut, denn sie wirkt – entgegen dem Geschmacksempfinden – basisch auf den Organismus. Obendrein sind die Beeren durch die Ballaststoffe prima Sattmacher, Vitaminbomben ersten Ranges (36 mg Vitamin C auf 100 g) und haben außerdem eine Menge Kalzium und Magnesium – beides wichtige Stoffe für einen funktionierenden Stoffwechsel und die Fettverbrennung. Essen Sie sich im Sommer also satt an den wertvollen Kraftpaketen oder frieren Sie sie ein.

Ein feines Früchtchen ist auch die Grapefruit. Neben ihren guten Eigenschaften als Ballaststofflieferant, Sattmacher und Vitamin C-Spender liegt ihre eigentliche Stärke im Senken des Insulinspiegels. Ein bestimmtes Enzym in der Grapefruit kontrolliert offenbar die Insulinausschüttung, die normalerweise dafür sorgt, dass der Zuckerspiegel nach dem Essen sprunghaft ansteigt. Die Senkung des Zuckerspiegels hingegen weist auf eine bessere Verwertbarkeit der Nahrung hin, was zweifellos ein positiver Effekt ist. Obendrein sagt man der Grapefruit nach, dass sie durch Pektin ähnlich wie der Apfel das Cholesterin senkt. Allerdings müssten täglich mehrere Früchte verzehrt werden, um einen echten cholesterinsenkenden Effekt zu erzielen.

Weitere tolle *Kalorienkiller* sind Ananas, Algen, Bittergemüse jeglicher Art, Gemüse generell, Harzer Käse, Lammfleisch, Knäckebrot, Koffein, Tee (Mate, grüner Tee), Seefisch, Yamswurzel, Zimt, ungesättigte Fettsäuren und Zitrusfrüchte.

Diät ade – ein Leben lang!

Tipp 50

Wer abnehmen will, muss zweifellos Kalorien einsparen und sich mehr bewegen. Eine einfache Gleichung. Am besten wäre es, Sie würden sich immer wieder Folgendes vorsagen: *Ich mache keine Diät mehr, sondern ich stelle meine Lebensgewohnheiten um, und zwar für immer.* Diäten werden meist praktischerweise (damit man nicht erschrickt!) mit einem Zeitrahmen angeboten: Die 5-Tage-Blitzdiät, die 2-Wochen-Wohlfühldiät, die 4-Wochen-Frühjahrsdiät usw. Danach geht man wieder über zum Alltag mit den bisherigen Essgewohnheiten. Das Resultat ist damit auch klar: Die mühsam abgehungerten Kilos kehren in Nullkommanix zurück – und vermehren sich wie von Zauberhand. Dieses Phänomen nennt man den *Jojo-Effekt*, den alle kennen, die in ihrem Leben zu viele Diäten gemacht haben.

Wer hingegen langsam, dafür aber dauerhaft abnehmen will, wer sein Zielgewicht nicht nur (gesund) erreichen, sondern es auch halten möchte bis er alt und grau ist, wer den Dauerbrenner (und Energieräuber) Abnehmen für immer aus seinem Kopf kippen will, der kommt nur mit einer umfassenden Ernährungsumstellung, mehr Bewegung und einer langfristigen Verhaltensänderung weiter. Hören Sie auf, in kurzfristigen und ineffektiven Diät-Welten zu denken, sondern machen Sie sich klar, dass die alleinige Hoffnung ausschließlich auf einer Veränderung Ihres Lebensstils beruht. Alles andere ist unrealistisch. Monotone Diäten werden schnell einseitig und erweisen sich im Alltag als unpraktikabel. Außerdem entsteht durch eintönige Diäten neben Mangelerscheinungen … eindeutig schlechte Laune!

Der Lebensstil ist natürlich nicht nur auf das Essen beschränkt, sondern dehnt sich aus auf alle anderen Bereiche des Daseins: Privat- und Berufsleben, Einstellung, Bewegung, Zufriedenheit und Lebensglück, Stress, Hobbys, Engagements – eben das gesamte *Potpourri*. Wenn Sie Erfolg haben wollen, muss alles auf den Prüfstein, denn alles kann mitverantwortlich sein für Ihr Übergewicht. Menschen, Situationen, Dauerbelastungen. Prüfen Sie – und werden Sie jene Teile los, die Ihr Leben beschweren. Und, ja, auch das *ist* möglich.

II. Psyche, Denken und Gewicht

Positives Denken ist positiv

Tipp 51

Das Glas ist halb voll oder halb leer? Je nach Stimmungslage und je nach Naturell ist die Betrachtungsweise positiv oder negativ. Dabei wäre es so einfach, die Dinge optimistisch zu sehen. Lassen Sie einfach künftig beim Nachdenken, die Wörtchen *ja, aber* weg.

Der Chef terrorisiert Sie? Nicht schön, aber zu ändern. Keine Firma der Welt ist ein Gefängnis. Also – Türen auf und hindurch! Sie schaffen es wieder einmal nicht, abends die Finger von den Kartoffelchips zu lassen? Ist doch halb so wild! Erlauben Sie sich einfach zweimal die Woche je ein kleines Schüsselchen, und schon hat überflüssiges schlechtes Gewissen keine Chance. Ihr Freund macht Stress? Klären Sie die Fronten, statt gottergeben irgendwelche Launen zu ertragen. Und sagen Sie auch *nein,* wenn es sein muss. Es geht Ihnen nicht gut? Relativieren Sie Ihren eigenen Zustand, indem Sie mit wachen Augen um sich schauen. Anderen geht es objektiv gesehen viel schlechter als Ihnen, da sie wirklich Furchtbares durchstehen müssen: eine schwere Krankheit, den Verlust eines geliebten Menschen, Scheidung, Arbeitslosigkeit. So wird das eigene Problem dann in seiner Bedeutung schon mal nach unten korrigiert.

Und: Leben Sie im Heute, statt sich ständig – fast wie unter Zwang – entweder in der Vergangenheit zu tummeln oder aber in die Zukunft vorzupreschen, die uns unbekannt ist. Warum bedauern wir immer wieder, was hinter uns liegt? Oder warum haben wir Angst vor etwas, das sein kann, aber nicht sein muss? Leben wir doch im Hier und Jetzt und seien wir uns sicher, dass dieser eine Moment, in dem ich diese Zeilen schreibe und Sie sie lesen, der wichtigste Moment in unserem Leben ist, weil gerade *jetzt* unser Leben stattfindet. Ist dieser Moment vorüber, ist er unwiederbringlich vorbei. Genau dieser Moment ist es also wert, gelebt, geliebt und geschätzt zu werden.

Wir alle sollten uns wieder auf alte Tugenden besinnen, die da heißen: Zufriedenheit, Geduld, Demut, Optimismus, Güte und Mitgefühl. Wer diese Tugenden lebt, wird sich und andere Menschen wieder lieben können. Lernen Sie, auch mit negativen Phasen in Ihrem Leben umzugehen, ohne das Essen als alleinigen Problemlöser zu benutzen. Es ist ein Zeichen von Reife, wenn man auch schlechte Phasen akzeptiert, sich aber gleichzeitig nicht unterkriegen lässt. Leben bedeutet sich spüren, jeden Tag aufs Neue. Leben ist spannend, es ist langweilig, es ist schön, es ist hässlich, es ist heiter, es ist zum Weinen – es ist alles, doch niemals nichts. Und wir sollten jeden Moment dieses Lebens als das sehen, was er ist: einzigartig und unwiederbringlich.

Vergessen Sie die Waage!

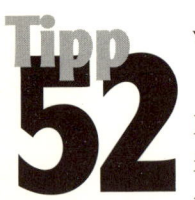

Der schlimmste Feind eines jeden dicken Menschen ist die Waage. Und zwar immer und zu jedem Zeitpunkt. Stellen wir uns nicht jeden zweiten Tag darauf, mahnt sie mit ihrer schimmernd-kühlen Oberfläche: *Jetzt wird es aber Zeit!* Stellen wir uns schließlich (vorsichtig!) darauf, starren wir angstvoll auf den Zeiger oder die Digitalanzeige, der/die sich immer noch nicht einpendeln will, auch wenn wir uns noch so einbeinig-leicht postieren … Schließlich werden wir gnadenlos mit dem bestraft, was wir ohnehin schon befürchtet hatten: Schon wieder ein Pfund mehr!

Die Waage sollte in Ihrem Leben fortan nur noch wenig Beachtung finden und schon gar keine fundamentale Berechtigung mehr haben. Wer täglich auf die Waage steigt, misst dem Thema *Gewicht* eine übergroße Bedeutung bei, gibt der Waage, als Symbol für die Kontrolle über unser Gewicht, eine Macht, die ihr nicht zusteht. Einige Male sollten Sie sich allerdings schon (noch) wiegen. Zunächst am Anfang Ihrer Lebensumstellung, denn schließlich möchten Sie eine Ausgangssituation haben, an der Sie sich messen können. Beherzt muss man in einem solchen Moment der Realität ins Auge blicken, auch wenn die Nadel ächzend bei 130 Kilo stehen bleibt. Hilft nichts, so ist es eben. Dann beginnt das Programm. Fortan – bis zum Zielgewicht – wiegen Sie sich am besten nur noch einmal in der Woche. Immer zur selben Zeit, immer nackt (oder angezogen), am besten jeden Montag, denn so werden Sie am Wochenende (vermutlich) nicht so schwach.

Haben Sie Ihr Ziel schließlich erreicht, ist es soweit: Schicken Sie die Waage in die Verbannung. Spüren Sie Ihren Körper wieder, lernen Sie seine Signale neu zu deuten und hören Sie auf sie. Sie werden merken, sobald die Zeit reif ist, auf die Essbremse zu steigen und einen Gang zurückzuschalten. Wenn nämlich die Bluse spannt, der Rock kneift oder der Hosenbund nicht mehr zugeht. Wer möchte, kann in einer solchen Situation auf die Waage steigen, einfach nur, um die Bestätigung des eh schon Vermuteten oder den Schock als *Therapie* zu nutzen. Ansonsten: Weg mit dem Ungeheuer! Manche Menschen sind schon komplett abhängig von diesem Gerät und fürchten es mehr als ihre Schwiegermutter. Die Waage ist ein prima Kontrollgerät während der Lebensumstellung, doch danach ist sie weitgehend überflüssig.

Furchtlose Innenschau muss sein

Tipp 53

Am Anfang einer jeden Lebensumstellung steht nicht nur die genaue Analyse dessen, was wir essen und wie wir uns bewegen, sondern auch – und ganz besonders! – wie es mit unserem Innenleben und dem Zusammenhang mit Essen bestellt ist. Die Wenigsten essen ja, weil sie permanent hungrig sind und/oder Appetit haben, sondern weil sie Gefühle damit ausgleichen. Sie kompensieren, und das pausenlos. Alle nur denkbaren emotionalen Lebenslagen werden durch das Essen bedient: Wut, Enttäuschung, Trauer, Einsamkeit, Langeweile, Sehnsucht, Unzufriedenheit, Unglück, Angst, Kummer, Leere – alles wird mit Essen zugeschüttet. Nur so ist das Leben auszuhalten. Das Tagebuch wird Ihnen einen ersten Hinweis darauf geben, warum Sie essen … und warum Sie eigentlich etwas ganz anderes bräuchten.

Sie müssen den schonungslosen und unverhüllten Einblick in Ihr Inneres zulassen und auch diesen Blick aushalten lernen. Denn es hat keinen Sinn, sich weiter etwas vorzumachen, sich zu belügen und zu betrügen. Der erste wichtigste Schritt heißt *Erkenne Dich selbst! Schau hin!*

Das Ende der Lebenslügen bedeutet gleichzeitig auch das Ende des Selbstschutzes, den man jahrelang mühsam und mit trickreichen Strategien aufgebaut hat. Plötzlich droht dieses fragile Kartenhaus in sich zusammenzustürzen … und tut es schließlich auch. Diese plötzliche Instabilität generiert Angst – und das ist gut so. Denn: Angst ist ein vitales Gefühl. Lassen Sie es zu und freuen Sie sich über erste *wirkliche* Regungen, die Sie aushalten, ohne gleich essen zu müssen. Verabschieden Sie sich endgültig von der Vorstellung, dass das Unterdrücken von Gefühlen in irgendeiner Weise gut für Sie wäre. Ganz im Gegenteil. Das Essen füllt Sie nur für wenige Minuten aus, macht Sie nur für kurze Zeit glücklich – die Kilos hingegen machen Sie, wenn es dumm kommt, ein Leben lang unglücklich.

Lassen Sie sich also ein auf das Experiment, sich als der Mensch anzunehmen, der man ist, sich dem Leben neu und mutig zu stellen. Es lohnt sich! Es geht um nichts Geringeres als Sie.

Welcher Ess-Typ bin ich?

Tipp 54

Finden Sie heraus, welcher Ess-Typ Sie eigentlich sind. Dies ist Teil der Analyse vor Ihrem Start in ein leichteres Leben. Außerdem wird dieses Wissen Ihre individuelle Abnehm- Strategie erleichtern. Googeln Sie am besten den Begriff *Ess-Typen-Test* – und schon bieten sich zahlreiche Webseiten an, mit deren Hilfe Sie eine kurze Analyse machen können. Das Ergebnis sagt Ihnen, zu welcher Gruppe Sie tendenziell gehören. Und auch hier gibt es, wie immer beim Thema Abnehmen, reichlich begriffliche Verwirrung. So klassifizieren die einen lediglich nach den Stichpunkten *gute oder schlechte Futterverwerter:* Schlechte Futterverwerter werden in der Regel trotz viel Essen und Trinken schlank bleiben, gute trotz eher wenig Essen schnell zunehmen. Das hat mit erblichen Anlagen und der Stoffwechsel-Lage zu tun.

Andere teilen etwa ein nach *Impuls-Esser, hedonistischem Esser, Stress-Esser, Ablenkungs-Esser* und *Stimmungs-Esser.* Der Impuls-Esser isst häufig nebenbei, er isst schnell, erledigt während des Essens noch andere Dinge und schenkt dem Essen somit insgesamt wenig Aufmerksamkeit. Falls Sie zu dieser Gruppe gehören, sollten Sie das Essen intensiver in den Mittelpunkt rücken, sich generell mehr mit ihm beschäftigen, feste Essenszeiten einplanen und Essen auf dem Sofa, im Bett, im Auto oder am Computer streichen.

Der hedonistische Esser isst nur ausgesuchte und qualitativ hochwertige Nahrung, er isst langsam, genüsslich und mit Freude, und er experimentiert gerne mit Neuem. Genuss-Esser mögen leider auch alles, was gut ist – das schließt Fettes und Süßes mit ein. Sie müssen also aufpassen, dass sich die Ess-Leidenschaft nicht allzu deutlich auf den Hüften niederschlägt. Auch im Hinblick auf die Mengen muss diese Sorte Esser aufpassen – schnell ist ein *Zuviel* von allem erreicht.

Stress-Esser kompensieren Stress mit Essen. Sie werden schnell nervös, sind oft nicht sehr belastbar, leiden unter Doppelbelastungen wie Familie und Beruf, haben häufig Probleme – und beruhigen sich mit Essen, statt die Schwierigkeiten anderweitig zu lösen. Zum Beispiel, indem sie Entspannungstechniken wie autogenes Training erlernen. Genau hier muss der Stress-Esser ansetzen.

Ähnlich strukturiert ist der Ablenkungs-Esser. Auch er ist häufig übersensibel, hat ein nur schwach ausgeprägtes Selbstbewusstsein und vielfach Schwierigkeiten mit der Abgrenzung gegenüber anderen. Nachdem diese Gruppe den Problemen primär ausweicht (und statt der Lösung derselben lieber zum Essen greift) muss sie lernen, Gefühle wahrzunehmen, sie zu spüren, sie wieder zuzulassen und auch mal *nein* zu sagen, wenn *nein* gemeint ist.

Der Stimmungs-Esser ist einer, der sich nach dem Essen einfach besser fühlt. Er ist oft eher gelangweilt, übel gelaunt, depressiv – und so greift er gerne zum ultimativen Stimmungsaufheller, dem *Essen*. Meist sind diese Menschen sich selbst gegenüber überaus streng, kritisch und neigen zu Perfektion und überzogener Pflichterfüllung. Für diese Gruppe ist es ratsam, sich und die Umwelt insgesamt positiver zu sehen. So wird neue Begeisterungsfähigkeit und Energie gewonnen, ohne dass Essen als Ausgleich dienen müsste.

Tipp 55
Lästig, aber sinnvoll: das Diät-Tagebuch

Gehören Sie auch zu jener Sorte Mensch, die überzeugt behauptet: *Also, ich weiß auch nicht, woher das ganze Übergewicht kommt. Ich esse doch so gut wie nichts!* Ein klassischer Fall von Ausblendung und Selbsttäuschung. Und doch auch irgendwie verständlich. Man isst ja nicht nur zu den Hauptmahlzeiten, sondern immer mal wieder, zwischendurch, in bestimmten Situationen, zum Beispiel bei Stress *automatisch* süß und vielfach auch einfach gedankenlos. Mal hier eine Schoko-Kaffeebohne zum Espresso und ein paar Extra-Weißbrotscheiben zum (mageren!) Rucola-Salat, mal hier ein Löffelchen Mayonnaise zum Abschmecken und wenn man schon beim Anrichten des Abendbrots ist, nascht man eben ganz nebenbei ein klitzekleines Stückchen vom Käse (nur mal probieren …) und ein hauchdünnes Scheibchen von der leckeren Fenchelsalami. Hinterher, wenn abgeräumt wird, stibitzt man in der Küche noch von den Resten – das Gute soll ja nicht verkommen. Na ja, und wenn die Kollegin nachmittags mit dem Schoko-Kuchen sündigt und wir tapfer und gewissermaßen auch ein klein wenig überlegen dabeisitzen, erbarmen wir uns halt doch, ein winziges Eckchen zu kosten. Und so weiter und so fort … der Tag ist lang, die Versuchungen sind vielfältig.

Am Ende des Tages ist es dann nahezu unmöglich, sich an all die kleinen und kleinsten Happen zu erinnern, die man sich *zwischendurch* und ohne groß nachzudenken genehmigt hat. Gesellen sich dazu etliche Tassen Latte macchiato, ein Gläschen Wein, ein Aperol Spritz oder sonstige alkoholische Köstlichkeiten, dann summieren sich all diese *Kleinigkeiten* schlussendlich zu einer stattlicher Kalorienbilanz, die zu Pfunden und Kilos auf den Hüften führt. Unweigerlich. Deshalb steht am Anfang jeder Lebensumstellung erst mal die gnadenlose Bestandsaufnahme: Was esse ich denn nun wirklich? Wann? Wie viel? Warum? Und wie sieht es – sozusagen auf der anderen Seite – mit der Bewegungsbilanz aus?

Diese Analyse sollte man – ehrlich und ohne sich dabei selbst zu täuschen – über zwei Wochen durchziehen. Das ergibt ein gutes Bild der tatsächlichen Essgewohnheiten. Und man wird viel über sich erfahren, zum Beispiel, wieso es immer dieselben Muster gibt. Zum Beispiel: Telefonieren = Rotwein trinken, oder: Fernsehen gucken = Chips oder Nüsse futtern. Oder: Mutter ist im Anzug = Schokolade essen; oder: Freund ist fies = ein Wurstbrot muss her. Ganz oft bilden wir nämlich gerade dann, wenn es *emotional* wird, ganz bestimmte Verhaltensmuster aus, die viel über uns verraten. Testen Sie sich!

Tipp 56
Was man sich einredet, wird eintreffen

Die Macht der Gedanken ist stärker als man denkt. Ein gutes Beispiel dafür ist die sich selbst erfüllende Prophezeihung oder – wie es auf Englisch heißt – die Self-fulfilling prophecy. Mit anderen Worten: Sagt man sich nur lange genug etwas vor, wird es irgendwann auch so eintreffen. Ein Beispiel: Jemand (bevorzugt Hypochonder) unkt so lange, dass er bald Grippe bekommt, bis er sie tatsächlich hat. Oder jemand ist so überzeugt davon, dass er arbeitslos wird, dass dieses Unglück irgendwann eintritt. Das Ganze funktioniert natürlich auch andersherum. Obwohl: Ich nehme mir schon seit Jahren fest vor, einen Sechser im Lotto zu landen und warte noch heute darauf … Aber Spaß beiseite, lassen wir die Profis zu Worte kommen.

Kann man das Phänomen der selbst erfüllenden Prophezeihung überhaupt ernst nehmen? Ja, man kann, sie ist sogar wissenschaftlich begründet. Ende der vierziger Jahre des vergangenen Jahrhunderts wurde der Begriff erstmals in die soziologische Debatte eingebracht. In der Wikipedia ist über die selbst erfüllende Prophezeihung Folgendes zu lesen: Sie ist eine Vorhersage, die sich erfüllt, nur, weil sie von einem sozialen Akteur geäußert und von anderen aufgenommen worden ist. Sie ist also eine besondere Ursache der Folgen, von denen sie spricht. Eine typische Anwendungsform ist zum Beispiel das als Vorhersage getarnte gezielte Gerücht. Auch ohne diese besondere Ursache können die vorhergesagten Folgen eintreten, müssen es aber keinesfalls. Besonders können von vielen geteilte Erwartungen eine eigene soziale Wirkungskraft entwickeln. Ein Beispiel, das Kritiker des Horoskop-Wesens häufig anführen, ist, dass Vorhersagen wie etwa *Du wirst in dieser Woche eine junge Frau näher kennen lernen* oder *Dir droht diese Woche ein Verkehrsunfall* zu einer Änderung des Verhaltens derer führen könnten, die daran glauben: Sie sprechen zum Beispiel mutiger als sonst jemanden an oder fahren ängstlicher. Damit werde also nicht bewiesen, dass Horoskope real beweisbare gültige Voraussagen seien.

Wie auch immer man zu diesem Thema stehen mag, kann man sich den Mechanismus zu eigen machen und ihn auf positive Weise nutzen, indem man sich immer wieder in der Auffassung bestärkt, dass man erfolgreich und auf Dauer abnehmen wird. Wer diesen sicheren Glauben an sich entwickelt, wird es bestimmt leichter schaffen, sein Ziel zu erreichen. Man sollte in diesem Punkt nicht zu eng oder konservativ denken: Alles, was nützt, ist tauglich im Bemühen gegen das Übergewicht. Mein Vater sagt gerne: *Die Katze mag Mäuse, ich mag sie nicht!* Genau darum geht es. Wer an Strategien wie diese glaubt und sie annehmen kann, wird hierdurch profitieren, die anderen sollten sie einfach links liegen lassen.

Negativen Stress meiden, positiven Stress suchen

Tipp 57

Negativer Stress, auch Disstress genannt, ist einer der größten Miesmacher für unsere Seele und unser Gemüt. Dazu gehören Ärger in Familie und Beruf, Schulden, ernsthafte gesundheitliche Probleme und vieles andere mehr. Vor allem das *Zuviel von allem* lässt das Fass oft überlaufen, sodass der Stressgeplagte keine rechte Freude mehr hat an Alltag und Leben. Diese Sorte Stress führt uns ins Abseits, lässt uns leistungsunfähig, anfällig, launisch, traurig, depressiv, schlaflos und krank werden.

Und dann gibt es den Stress mit positiver Wirkung, auch Eustress genannt, der uns rundherum gut tut und uns tatkräftig und motiviert sein lässt. Macht der Job Spaß, fühlt man sich nicht überfordert und stimmt es in der Familie, darf die Arbeit ruhig auch mal mehr sein, ohne dass wir *gestresst* im negativen Sinne sind. Guter Stress treibt an, setzt Glückshormone frei und lässt uns auf Wolke Sieben schweben. Das gleiche Phänomen kennen wir, wenn wir uns verlieben oder einen Berg (nach vielen Mühen) bestiegen haben. Alles ist im Grunde (auch) Stress, aber er macht uns nichts aus, im Gegenteil, Stress ist in diesem Zusammenhang gut für Körper, Geist und Seele. Wir fühlen uns zufrieden, im Einklang mit uns und voller Energie.

Häufig steht zu viel negativer Stress in direkter Beziehung mit zu viel Essen. Stress-Esser greifen typischerweise vorwiegend zu Süßem, weil sie sich davon eine Art schnelles Ventil für ihr Problem erwarten. *Süß* wird wie *Glück* empfunden, wobei hier weniger die tatsächlichen physiologischen Abläufe relevant sind denn eher die guten Erinnerungen an Süßes, dessen Konsum früher als Ersatz für Kummer und Frust bestens funktioniert hat. Aber es gibt auch rein biochemisch relevante Abläufe, die sich bei Stress freisetzen. Man kann dies auf eine ganz einfache Formel bringen: Süßes (also Kohlenhydrate) bringen unmittelbar einen Energieschub, den archaische Menschen früher für Kampf oder Flucht brauchten. Heute hat derjenige, der in Stresssituationen Süßes isst, den subjektiven Eindruck der Überlegenheit und des besseren Managements der Situation. Für einen Moment mag das auch so sein, aber das gute Gefühl hält nicht lange an.

Wer also bei Stress zwanghaft und unkontrolliert zum Schokoriegel oder anderen süßen Leckereien greift, bewirkt mit Garantie nur eines: Er wird langsam, aber sicher immer mehr zunehmen. Stress-Esser sollten also beherzigen: Zunächst müssen die Muster bewusst wahrgenommen werden. Warum esse ich in welcher Situation was? Am besten für diese Bestandsaufname ein zwei- bis dreiwöchiges Tagebuch führen. Hat man diese Analyse abgeschlossen, muss man reagieren. Ideal wäre es natürlich, die Quelle des negativen Stresses zu beseitigen, aber das lässt sich nicht immer machen. Ein nerviger Chef oder ein intrigierender Kollege ist nur durch eine Langzeitmaßnahme (Kündigung) auszuschalten, und auch dies kann man sich in heutigen Zeiten nicht immer leisten. Es bleibt also nichts anderes übrig, als sich wenigstens teilweise andere *Ventile* für den Stress zu suchen. Sehr hilfreich sind zum Beispiel autogenes Training oder ein kurzer Spaziergang an der frischen Luft. Finden Sie heraus, was Ihnen gut tut!

Wer Hilfe braucht, muss sich nicht schämen

Tipp 58

Es gibt verschiedene Problemkreise im Hinblick auf Ess-Störungen. Leichte Formen von aus dem Gleis geratenem Essverhalten lassen sich mit ein wenig Training und gutem Lesestoff selbst beheben. Andere brauchen die kontinuierliche Hilfe eines Beraters oder Freundes. Die ernsten Fälle wiederum brauchen eindeutig ärztliche Hilfe. Zu dieser Gruppe gehören die Essgestörten, die allein nicht mehr aus dem Teufelskreis herauskommen. Sie sind verstrickt im Teufelskreis ihrer Ess-Sucht und brauchen dringend therapeutische Hilfe. Doch Vorsicht! Es gibt Psychologen und Therapeuten wie Sand am Meer, nur wenige verstehen wirklich etwas von Ess-Störungen, und genau die gilt es ausfindig zu machen. Achten Sie bei der Suche auf Ihr Bauchgefühl. Nur wo Sie sich wohl und in guten Händen fühlen, werden Sie sich auch bedingungslos öffnen können. Fündig werden Sie, indem Sie googeln unter den Begriffen *Ess-Störungen Therapeuten* zusammen mit Ihrem Wohnort.

Selbst wenn Sie schließlich einen vertrauenerweckenden Therapeuten gefunden haben, bedeutet dies noch lange nicht das Ende all Ihrer Probleme. Sie werden anfangs große Erleichterung verspüren: Endlich ist da jemand, der Ihnen zuhört und Sie an der Hand nimmt. Später dann erwartet man handfeste *Handlungsanweisungen*, die aus der Sucht heraus führen – doch an diesem Punkt wird es vielfach problematisch. Was übrigens nicht allein an den Therapeuten liegt, sondern auch an einem selbst, weil es diese *einfachen Anweisungen* eben oft nicht gibt und die Ursachen für die Probleme viel tiefer liegen, als es einem selbst lieb ist. Das ist dann meist der Zeitpunkt, an dem sich eine Therapie *festfährt*. Und wo sich erste Enttäuschung breitmacht – oftmals auf beiden Seiten. Von hier bis zum Abbrechen der Behandlung ist es dann meist nicht sehr weit.

Was also tun? Ergründen Sie möglichst sehr genau, welche Art Hilfe Sie brauchen. Oft genügen schon Gruppen-Treffen mit Gleichgesinnten, wo man sich austauschen kann und sich nicht mehr so isoliert mit seinen Problemen fühlt. Manchmal ist auch das Hinzuziehen eines Ernährungsberaters und Coaches hilfreich, die einen eher pragmatischen Ansatz haben. Das ist von Fall zu Fall verschieden. Einen gemeinsamen Nenner für alle Hilfsangebote gibt es jedoch: Zögern Sie nicht, wenn Sie Hilfe brauchen, diese auch zu organisieren und anzunehmen. Denn es gibt keinen Grund, sich zu schämen, ganz im Gegenteil. Wer sagen kann *Ich brauche Hilfe,* zeigt Stärke.

Tipp 59   Gleichgesinnte finden

Zu zweit geht alles leichter. Und in der Gruppe vielleicht sogar noch einen Tick besser. Dicke Menschen neigen zum Einzelgängertum, was nicht immer freiwillig ist. Oft steht man einfach allein auf weiter Flur da, ob man das will oder nicht. Vor allem, wenn man sehr übergewichtig ist. Da wird die Luft dünn. Niemand ist da, der einen wirklich versteht. Familie, Freunde, Bekannte – sie sorgen sich zwar, aber sie können aktiv nichts unternehmen, uns zu unterstützen. Was übrigens nicht immer nur an den anderen, sondern auch den Betroffenen selbst liegt. Normalgewichtige stecken nun mal nicht in einer dicken Haut – wie sollten sie also verstehen, wie es uns geht und was wir wirklich brauchen?

Richtig gut fühlt man sich, wenn man ein spezielles Problem hat, eigentlich nur unter Gleichgesinnten. Die kann man verhältnismäßig leicht finden, sofern man in einer Stadt lebt. Hier gibt es Gruppen, die sich regelmäßig treffen, es gibt Programme, mit denen man in Gruppen abnehmen oder Sport treiben kann. Es gibt sogar Clubs, wo sich nur Dicke treffen. Wichtig bei all diesen Gruppen ist jedoch, dass sie Ihnen weiterhelfen, denn Sie wollen ja Ihren Lebensstil ändern, also abnehmen, Selbstbewusstsein aufbauen – und sich nicht gegenseitig beim Dicksein bestätigen. Achten Sie also auf ein Programm, auf ein Ziel, auf irgend etwas, das zu Ihnen spricht und Ihr individuelles Problem im Kern trifft. Wenn Sie Gespräche und Verständnis suchen, sind Sie tendenziell eher in Erfahrungsgruppen gut untergebracht.

Ferner gibt es einer Reihe guter Foren, die sich des Themas *Übergewicht & Abnehmen* annehmen. Surfen Sie mal im Internet – es ist für all jene, die nicht gerne hinausgehen oder die auf dem Land oder in Kleinstädten wohnen, wo die Angebote spärlicher sind, eine gute Möglichkeit der Vernetzung. Hier kann man sich zu allen Fragen austauschen und in regelmäßigen Kontakt mit Gleichgesinnten und Gleichbetroffenen kommen. Werden Sie einfach aktiv!

Sich mögen bedeutet sich belohnen

Tipp 60

Anerkennung, Wertschätzung, Respekt braucht jeder von uns. Wenn man dies trotz aller Anstrengungen von der Außenwelt nicht gezollt bekommt, ist das schon bitter. Ungleich schlimmer wird die Lage jedoch für den, der sich selbst nicht wertschätzt, sich selbst verachtet, sich klein macht. Deshalb: Wenn einen niemand lobt, sollte man es wenigstens selbst tun, möglichst aus Überzeugung. Einen noch direkteren Weg zur Eigenbelohnung gäbe es – Schokolade. Es kommt sicherlich nicht von ungefähr, dass viele Menschen bei Stress und/oder Frust zu *Süßem* greifen – die Glücks- und Belohnungshormone Serotonin und Dopamin sorgen für schnelle (wenn auch nur kurze) Entschärfung der Lage. Wer dick ist, hat in ganz vielen Fällen auch ein wenig ausgeprägtes Selbstwertgefühl. Übergewichtige fühlen sich eigentlich immer unsicher und minderwertig in sämtlichen Lebenslagen. Obgleich sie – fast zwanghaft – viel leisten und sich enorm unter Druck setzen. Meist scheitern Dicke an diesen überhöhten Anforderungen an sich selbst – übrigens nicht zufällig auch bei so ziemlich allen Diäten, da die Ziele prinzipiell auch hier viel zu hoch gesteckt sind. Wie oft hört man dann *Ich hasse mich!* Und wenn wieder einmal irgendein Vorsatz gescheitert ist, na, dann hilft eben Essen ... und schon geht es (vermeintlich) besser.

Dicke Menschen müssen lernen, sich umzuprogrammieren, sich wieder zu lieben! Am Anfang steht die Akzeptanz des Ist-Zustandes. Ja, Sie sind dick! Aber Sie sind nicht hässlich, dumm, undiszipliniert oder unangenehm! Ich erlebe immer wieder, dass es dicken Menschen nahezu unmöglich ist, die guten und schönen Seiten an und in sich zu finden. Die Schwächen? Ja, davon gibt es genug! Aber die Stärken, das Liebenswerte? Fehlanzeige. Und genau diese Sichtweise, die verinnerlicht wird, ist Teil des Problems und muss aufgebrochen werden.

Setzen Sie sich am Anfang Ihrer Lebensumstellung kleine Ziele. Bei jedem Etappenerfolg belohnen und feiern Sie sich. Es gibt so viele Formen der Belohnungen, tausend Wege, um sich ein klein wenig glücklicher zu machen. Übrigens müssen diese Wege nichts mit Geld zu tun haben – machen Sie zum Beispiel einfach nur einen Tagesausflug in Ihre Lieblingsgegend, gehen Sie wandern, setzen Sie sich in ein Café und schauen Sie sich die Leute an ... das alles ist besser als Essen. Das Essen brauchen wir nicht!

Die beste Motivation kommt von innen!

Tipp 61

Alle meinen es immer nur gut. Und machen damit eine Sache meist schlimmer. Dabei ist die Absicht, die hinter guten Ratschlägen steckt, in der Regel auch tatsächlich und ernsthaft gut gemeint. Das unterstellen wir einfach. Mama meint es gut, wenn sie dezent darauf hinweist, dass das *Problem* (gemeint ist das Übergewicht) wohl langsam zu umfangreich werde. Der Freund meint es gut, wenn er jede Woche wie zufällig eine Zeitschrift mit der neuesten Diät auf den Tisch legt. Die beste Freundin meint es gut, wenn sie in einem der üblichen Zwei-Stunden-Telefonate aufklärt über die derzeit angesagtesten Schlankmacher. Der Arzt meint es gut, wenn er bedenklich den Kopf schüttelt und auf die üblen gesundheitlichen Folgen der Völlerei hinweist. Und die Kollegin meint es sicher auch gut, wenn sie einen motivieren möchte, doch mal endlich mit richtigem Sport anzufangen. Die Gretchenfrage lautet: Warum nur funktionieren alle diese Ratschläge nicht? Ja, warum schlagen sie sogar ins Gegenteil um, sodass wir mehr essen denn je? Aus Trotz *(Jetzt erst recht!)*? Aus Rebellion *(Ich tanze nach niemandes Pfeife!)*? Aus Unvernunft *(Sooo schlimm sind 100 Kilo auch nicht!)*? Aus Verunsicherung *(Was soll ich denn sonst tun?)*?

Wahrscheinlich kommt von allem ein wenig zusammen, was es dem Übergewichtigen nicht gerade leichter macht, in der *Achtung* der anderen zu steigen. Der dicke Mensch bleibt allen anderen irgendwie ein Rätsel … und ab einem Zeitpunkt X hören dann auch die Ratschläge auf, und Resignation macht sich breit an der *Berater*-Front. Dabei ist die Lösung dieses Rätsels gar nicht so schwer. Meist steckt hinter dem Übergewicht ja nicht nur ungezügelte Lust am Schlemmen, sondern ein Problem. Der eine ist traurig, der andere frustriert, der nächste ist einsam und der übernächste hat einfach nur eine Menge Stress oder schleppt ungelöste Probleme aus der Kindheit mit sich herum. Essen als Ersatz eben. In einer solchen Situation helfen alle guten Ratschläge der

Welt nichts, zumal auch ein dicker Mensch in der Regel all seine Tassen im Schrank hat und sehr genau weiß, was ihm gut oder nicht gut tut. Dass er nicht aus dem Teufelskreis ausbrechen kann, hat ganz andere Gründe. Um hier eine Wende herbeizuführen, müsste eine Analyse der Situation erfolgen und eine (oder mehrere) Strategien entwickelt werden, die demjenigen tatsächlich helfen. Der erste und bedeutendste Schritt muss aus jedem Einzelnen selbst erfolgen. Und dieser Schritt heißt, sich bewusst zu werden, dass die Schmerzgrenze dessen, was man ertragen kann, erreicht und der Weg zur Selbsterkenntnis anzutreten ist.

Wer noch nicht so weit ist, darf wie bisher einfach auf *Durchzug* schalten, wenn wieder einmal allzu viele gute Ratschläge auf ihn einprasseln. Gut durchatmen und sich denken: *Alles wird gut, eines nahen Tages, wenn ich so weit bin.*

Tipp 62 Freunde und Familie müssen mitziehen

Sie sind allein? Prima – Sie haben damit die besten Karten, wenn es um das *Projekt* Abnehmen geht, denn nun haben Sie allein es in der Hand, ob und wie schnell Sie Ihr Vorhaben in die Tat umsetzen werden. Niemand wird Sie hindern, niemand wird Sie verführen, niemand wird Ihnen Steine in den Weg legen.

Ich frage mich heute manchmal, ob es mir geglückt wäre, so viel abzunehmen, wenn ich damals bereits in einer festen Beziehung gewesen wäre. Schaue ich mir heute die Essgewohnheiten und *Rituale* an, die wir mit der Zweisamkeit gewonnen haben (und sie auch liebevoll pflegen), bin ich fast versucht, mit *nein* zu antworten. Viele Probleme können sich auftun, gegen die Sie sich wappnen sollten, wenn Sie in einem Familienverbund leben und abnehmen wollen oder müssen. Ganz zu Beginn sollte Ihnen eines klar werden: Nicht jeder findet es toll, wenn Sie abnehmen.

Die Gründe dafür liegen auf der Hand. Nehmen Sie zum Beispiel sehr viel ab, wird Sie das verändern. Aus dem hässlichen, traurigen, komplexbeladenen Entlein wird ein unternehmungslustiger, stolzer, schöner Schwan. Das kann den Partner oder die Kinder schon mal in Verwirrung stürzen ... Ich hatte eine Bekannte, die von ihrem Mann pausenlos in ihren Abnehmversuchen torpediert wurde, einfach nur, weil er seine frühere Frau zurückhaben wollte: angepasst, nett, bescheiden, anspruchslos, immer für ihn da ... in diesem Gesamtkontext konnte er den Wermutstropfen *dick* gut aushalten ...

Es kann also durchaus sein, dass es Ihre Umwelt nicht immer gut mit Ihnen meint – dazu gehören (leider) auch Freunde und selbst die Familie. Plötzlich entdeckt man Verhaltensweisen an Menschen, die es (vermeintlich) gut mit einem meinen, die man früher nicht für möglich gehalten hätte: Neid, Eifersucht, ja sogar Hass schlagen einem entgegen. Als dicker Mensch hat man eben eine Reihe von Vorteilen: man wird als gesellig und gemütlich eingestuft, als sanft und träge, als angepasst und einfach zu handhaben ... und ganz sicherlich löst kein dicker Mensch so etwas wie Konkurrenzdenken aus. Ein zentraler Punkt vor allem für unsere *Freundinnen*.

Sprechen Sie also mit Ihrer Familie und Ihren Freunden vor dem Start in eine Lebensumstellung über das, was Sie planen. Lassen Sie sich nicht irritieren, wenn flapsige Bemerkungen geäußert werden wie *Schon wieder eine Diät! Schaffst Du doch eh nicht!* Im Grunde können Sie solche Kommentare auch nicht übel nehmen, schließlich lief es bisher ja tatsächlich so. Denken Sie sich einfach Ihren Teil und fangen Sie an.

Nun beginnt der schwierige Teil, denn Ihre Familie war bisher gewohnt, dass auf die besonderen Wünsche von Mann und Kindern Rücksicht genommen wurde. Machen Sie klar, dass Sie es erwarten (und dies auch erwarten können!), dass man nun in einer wirklich nicht so einfachen Phase ausnahmsweise auf Sie Rücksicht nehmen muss. Auch wenn diese Zeit der Umstellung ein halbes Jahr und mehr dauern sollte.

Kochen Sie auf keinen Fall zwei oder gar drei Gerichte – die anderen müssen lernen, mit Ihrer Kost zu leben. Was übrigens nichts schadet, denn so lebt auch der Rest der Familie gesünder. Als Zugeständnis können Sie einmal in der Woche einen Schlemmertag einplanen, der allen gerecht werden soll. Reihum dürfen sich Ihre Familienmitglieder (und natürlich auch und besonders Sie selbst) ihre Lieblingsgerichte wünschen.

Wenn Sie zu Abend essen, können sich die anderen von Platten bedienen, Sie aber prinzipiell nicht. Ihre Ration liegt auf Ihrem Teller – mehr gibt es nicht. Wer mit diesen Regelungen nicht einverstanden ist, zeigt dass er a) nicht solidarisch mit Ihnen denkt und b) es nicht gut mit Ihnen meinen kann.

Fordern Sie Rücksicht von Ihren Familienmitgliedern ein und stellen Sie sich (wenigstens einmal …) in den Mittelpunkt – das dürfen Sie von den anderen und sich erwarten. Und lehnen Sie schlechtes Gewissen ab, wenn Sie lange Gesichter sehen, nur weil es mal keine Pizza oder die Lieblingsspeise gibt. Nehmen Sie auch Ihren Partner in die Pflicht. Wenn es die Kinder gar so nach Pommes oder Pizza gelüstet … nun, der Ofen ist gleich eingeschaltet und die Pizza schnell hineingeschoben. Das sollte aber nicht Ihre Aufgabe sein, denn das kann jeder!

Tipp 63

Dicke Freunde bleiben Freunde!

In einem Forum las ich kürzlich den nach meiner Meinung grandiosen Unsinn, dass man sich vor dicken Freunden hüten soll, wenn man abnehmen oder sein Gewicht halten will, denn dicke Freunde seien in ihrem Essverhalten ein schlechtes Vorbild, ja – geradezu wie eine Krankheit – *ansteckend!* Nun gibt es zu einer solchen Aussage zwei mögliche Haltungen. Die der Wissenschaft und meine eigene Erfahrung aus der Zeit, als ich selbst dick war.

Lassen wir zunächst die Experten zu Wort kommen: Im *Ärzteblatt* wurde eine Studie der *Harvard Medical School* zitiert (NEJM 357, 2007, 370), die die Daten von 12 000 Menschen aus 32 Jahren analysiert hatte. Es ging exakt um die Frage: Machen dicke Freude oder dicke Familienangehörige dick? Die eindeutige Antwort: Ja, so ist es. Wer dicke Freunde habe, trage ein um 57 Prozent höheres Risiko, selbst dick zu werden. Noch schlimmer sei dies bei gleichgeschlechtlichen Freundschaften. Interessant sei, dass selbst Freundschaften über große Entfernungen einen Einfluss auf das Körpergewicht hätten, häufig sogar einen stärkeren als in einer lebenslangen Ehe.

Auch in der Familie sei Übergewicht *ansteckend* (hier nur zu 40 Prozent), der Lebens- beziehungsweise Ehepartner habe lediglich einen Einfluss von 37 Prozent. Warum dies so ist, wäre eine weitere Studie wert, finde ich! Und, um die *Familienbande* abzuschließen, noch eine letzte Beobachtung. Selbst Haustiere litten unter dem Übergewicht ihrer Besitzer. Seien diese dick, würden es auch die Hunde und Katzen. Ganz nach dem Motto: Wie das Herrchen, so der Hund. Eine weitere Studie kommt zu dem Ergebnis: Kinder sind häufiger zu dick, wenn sie von den Großeltern erzogen werden.

Was würden diese Ergebnisse, nähme man sie ernst, nun für die Realität bedeuten? Total simpel: Jeder, der abnehmen möchte, müsste jeden Übergewichtigen in seinem Umfeld überzeugen, auch abzunehmen – oder aber sich von ihm für die Dauer der Abnehmzeit trennen. Ziemlich unrealistisch, finde ich.

Meine eigenen Beobachtungen und Erfahrungen sind anders: Als ich selbst fast 130 Kilo wog, war ich – neben einer Freundin – die Dickste weit und breit. Ich habe weder feststellen können, dass die Schlanken aufgrund meines *Einflusses* plötzlich alle zunahmen oder die Fülligeren nicht abnehmen konnten. Nichts hatte sich durch meinen *Einfluss* verändert. Meine Meinung ist deshalb: Ein Freund ist ein Freund. Es spielt keine Rolle, ob er dick oder dünn ist. Ich mache doch auch keinen Unterschied, ob jemand, den ich meinen Freund nenne, dieselbe Bildung hat wie ich oder aus ähnlichen familiären Verhältnissen stammt. Das alles ist unbedeutend. Wichtig ist allein, ob der Mensch loyal, gutherzig und anständig ist, ein Ohr für mich hat (in guten wie in schlechten Zeiten), kurzum: es schlicht gut mit mir meint. Und das ist schon alles! Lassen Sie sich also von Aussagen wie den obigen nicht in Ihren menschlichen Grundfesten erschüttern. Auf manche mag die Aussage der Studie ja vielleicht zutreffen, aber für all jene, die über einen gesunden Menschenverstand verfügen, sind solche Aussagen barer Unsinn.

Tipp 64
Pro Menschenverstand, contra Diät-Irrtümer

Wissen Sie, welche Spezies noch zahlreicher auf diesem Erdball vertreten ist als, sagen wir, die gemeine Stubenfliege? Richtig! Ernährungsexperten und Diät-Gurus. Als ich anfing, mich mit dem Thema *Abnehmen* zu beschäftigen, las ich so ziemlich alles, was mir in die Finger kam, mit dem großartigen Ergebnis, dass ich zum Schluss gar nichts mehr wusste. Die Verwirrung war perfekt. Die Meinungen und diversen Studien widersprachen sich in einem fort. Selbst auf simpelste Fragen gibt es 1001 Antworten. Nehmen wir das Stichwort *Dinner Cancelling*. Die einen sagen *Ja prima – eine super Wunderwaffe im Kampf gegen das Übergewicht!* Die anderen halten das Ganze für blanken Unsinn.

Diese Widersprüchlichkeit zieht sich quer durch den *Abnehm-Themenblock*. Sport? Die einen sind für Sport am Morgen, die anderen dagegen, die einen sind für Kohlenhydrate, die anderen nicht, die einen halten Fett für den Gesundheitskiller Nummer eins, die anderen sagen, dass Bananen schlau machen. Ist nun Fischöl wirklich gut für unsere Arterien, und schützt uns grünes Gemüse vor Krebs? Vielleicht heute, morgen, übermorgen gibt es sicherlich eine andere Studie, die uns das Gegenteil beweist.

Und so ließen sich die Beispiele beliebig aneinanderreihen – Ernährungsweisheiten und Diät-Mythen, von denen die wenigsten belegt sind. Ratgeber über Ratgeber, massenhaft Diätangebote. Heute berufen wir uns auf unsere Nahrungsgewohnheiten als Neandertaler, morgen als reine Vegetarier, und übermorgen ernähren wir uns dann von Insekten, je nach Lifestyle-Lage und Diät-Guru-Konjunktur.

Es gibt eine einfache Lösung aus diesem Dilemma: Hören Sie nur auf Ihren Bauch, das hat man früher auch getan und ist ganz gut damit gefahren. Essen Sie regional und den Jahreszeiten gemäß. Finden Sie heraus, zu welcher Tageszeit die Hauptmahlzeit für Sie am bekömmlichsten ist, und lassen Sie sich nicht beirren von all den fragwürdigen Aussagen und widersprüchlichen Empfehlungen. Informieren Sie sich darüber, was Ihr Körper wirklich braucht an Vitaminen, Spurenelementen, Fetten, Eiweißen und Mineralstoffen, und wie die optimale Energiezufuhr aussieht.

Die Wahrheit ist nämlich sehr schlicht, auch wenn dies diejenigen, die mit dem Thema *Abnehmen* dick im Geschäft sind, nicht gerne hören. Sie lautet: Wer zu fett, zu süß und zu viel isst und sich gleichzeitig kaum bewegt, wird dick und – mit ziemlicher Sicherheit – krank. Und wer das Gegenteil tut, nimmt ab. Punkt.

Modemacher und Models sind keine Vorbilder

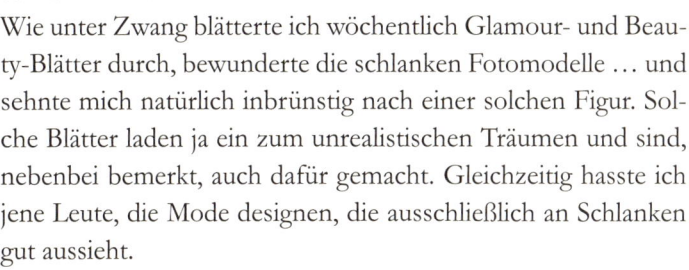

Als ich übergewichtig war, galt meine uneingeschränkte Hassliebe den Models und Modemachern. Wie unter Zwang blätterte ich wöchentlich Glamour- und Beauty-Blätter durch, bewunderte die schlanken Fotomodelle … und sehnte mich natürlich inbrünstig nach einer solchen Figur. Solche Blätter laden ja ein zum unrealistischen Träumen und sind, nebenbei bemerkt, auch dafür gemacht. Gleichzeitig hasste ich jene Leute, die Mode designen, die ausschließlich an Schlanken gut aussieht.

Die *Traum-Funktion* der Hochglanzgazetten erinnert mich übrigens an eine Geschichte, die ich Ihnen schnell erzählen möchte. Vor etlichen Jahren – als ich noch so richtig dick war – überlegte mein Verleger, eine Zeitschrift nur für dicke Frauen herauszubringen, gemäß dem Motto: Big is beautiful. Das Vorbild war damals eine amerikanische Zeitschrift, die in den USA sehr erfolgreich lief (und es vermutlich heute noch tut). In diesem Blatt wurden alle möglichen Themen abgehandelt, die dicken Menschen das tägliche Leben erleichtern sollten. Diäten hingegen waren kein Thema. Nachdem wir einige Marktstudien angestellt hatten, lag das ernüchternde Ergebnis vor. Dieses Projekt würde in Deutschland nicht fliegen, und zwar aus einem simplen Grund: Dicke Frauen wollen keine dicken Models in Zeitschriften sehen. Sie sehnen sich nach einem Märchen, einem Traum … aber nicht nach einem Spiegelbild von sich selbst.

Mich packt die Wut, wenn ich sehe, wie sich bereits junge Mädchen dem Modediktat unterwerfen, gar nicht selten unterstützt von allzu ehrgeizigen Müttern, um dann oft auf direktem Wege in einer Ess-Störung zu enden. Was dagegen tun? Vergessen Sie die glitzernde Talmiwelt der Mode und Models oder gehen Sie – wenigstens – auf Distanz. Es ist ja nett, in einer dieser Zeitschriften zu blättern, aber machen Sie sich bewusst, dass diese Welt nichts mit der Ihren zu tun hat (zum Glück, unter uns gesagt). Denken Sie immer auch an eines, wenn Sie wieder einmal das Bild einer überirdisch schönen, ja makellosen Frau bewundern: Sie ist gar nicht so perfekt. Der Computer hat sie auf perfekt getrimmt, das ist schon alles. Ein geschickter Grafiker kann heute im Nu aus braunen Augen blaue machen, aus wenigen Haaren viele, aus einer plumpen Leibesmitte eine Wespentaille, aus Pickelhaut einen Samtpfirsich und aus zu kurz geratenen Beinen wahre Gazellenstelzen. Nichts ist unmöglich in der Computerwelt. Hier wird schöner Schein verkauft, weiter nichts. Mir ist vor einiger Zeit in Starnberg, einem Nobelort in der Nähe Münchens, eine *Celebrity* begegnet, die man aus jeder einschlägigen People-Zeitschrift kennt (und beim Blättern bewundernd die Luft anhält ob so viel Eleganz und Anmut). Mich traf schier der Schlag, als ich besagte Lady ungeschminkt und fern der Computer-*Wahrheit* sah … So betrachtet müssen wir unbekannte Frauen uns gewiss nicht verstecken!

Allerdings denkt die Beauty- und Modewelt langsam um. So kommt Werbung, die *normale* Frauen zeigt, mittlerweile wenigstens in Ausnahmen richtig gut an. Eine Studie der Universität Köln ergab allerdings, dass Werbung mit *Molligmodels* normalgewichtige Frauen wenig anspricht. Der Grund: Die Betrachterinnen vergleichen sich mit den Models. Beleibte Models führten zu negativer Selbsteinschätzung, schlanke zu positiver (siehe *Stiftung Warentest* 6/2010).

Die Frauenzeitschrift *Brigitte* arbeitet auf den Modestrecken nur noch mit *normalen* Frauen (wobei auch die sehr schlank bis dünn sind), und Britney Spears steht öffentlich zu ihrer Cellulite. Kleine Schritte, aber besser als nichts …

Daraus folgt für uns: Stecken Sie sich durchaus Ziele, haben Sie meinetwegen auch Vorbilder und Visionen – aber bleiben Sie trotz allem auf dem Boden der Tatsachen. Wenn Sie 50 sind, können Sie sich einfach nicht mehr 20 Jahre jünger zaubern, und wenn Sie 120 Kilo wiegen, werden Sie nie wieder einen Bikini tragen können, auch wenn Sie 50 Kilo abnehmen. Hauptsache ist jedoch, dass Sie sich akzeptieren und lieben. So wie Sie heute sind – und so wie Sie nach Ihrer Lebensumstellung sein werden. Cindy Crawford hin, Claudia Schiffer her!

Visionalisierung kann helfen

Tipp 66

Alles Hokuspokus, dachte ich, als mir eine Therapeutin die Geheimnisse der *Visionalisierung* beibringen wollte. Wie soll denn das gehen? Da soll man sich etwas vorstellen … und schwupps, schon ist man sein Problem los?! Nun, ganz so einfach ist es tatsächlich nicht, funktionieren tut das Konzept *Visionalisierung* auch nicht immer und für manche Menschen ist es rein gar nichts. Das muss man eben herausfinden. Visionalisierung kann jedoch helfen, wenn man sich ihr vorurteilslos nähert und sich mit ihr beschäftigt.

Es gibt zwei Visionalisierungstechniken: eine äußere und eine innere. Ein Ergebnis der äußeren Visionalisierung soll sein, dass man ein ganz anderes Bild von sich bekommt. Dabei hilft der Computer, wobei ein wenig Computergeschick Voraussetzung ist. Man nehme ein Porträt-Foto und *pflanze* es auf den Körper, den man gerne hätte. Nun kann man noch ein wenig an der Frisur feilen, an der Kleidung … und bald sieht man so aus, wie man aussehen könnte und es vielleicht auch möchte. Wenn, ja wenn … Für das *Imaging,* wie man diese virtuelle Verwandlung nennt, gibt es verschiedene Programme, oder man lässt sich dabei helfen. Ich habe in meinen Beratungen jedenfalls gemerkt, dass sich Frauen diese Bilder von einem möglichen Idealzustand unglaublich gerne an den Kühlschrank oder sonstwo hinpinnen, weil solche Bilder auf dem langen, oft steinigen Weg unterstützen und motivieren. Ein Coachee von mir trägt ein solches Bild sogar im Geldbeutel und schaut es sich an, wenn es brenzlig wird … es scheint zu helfen.

Eine andere Variante der Visionalisierung ist, sich in einem entspannten Zustand bestimmte Bilder vor Augen zu rufen. Oder indem man sinnbildhaft bestimmte Bilder für bestimmte Gemütszustände verwendet. Als ich vor etlichen Jahren selbst noch sehr dick war, hatte ich zum Beispiel ein Sinnbild für meinen maßlosen Hunger geschaffen: den Wolf. Groß, dunkel, bedrohlich, knurrend, gefährlich war dieses Tier – und ebenso kam mir mein Hunger vor. Ich versuchte – später, als ich mich zur Möglichkeit von Visionalisierungstechniken durchgerungen hatte – mit gegensätzlichen Bildern dagegen zu steuern. Das ging so: Ich legte mich hin, machte sehr konzentriert Entspannungsübungen (die Anweisungen dazu können auch von einer CD kommen), schloss dann die Augen und tauchte in Bilder ein, die mir gut taten. Solche Imaginationen sind bei jedem Menschen unterschiedlich. Mich beruhigten Landschaften, Flüsse, Wiesen, Berge. Inmitten dieser Landschaften sah ich mich: schlank, schön, leicht. Wie ich über eine Wiese lief, wie ich leichtfüßig auf den Gipfel eines Berges kletterte, wie ich meine Füße in einem kalten Bergbach kühlte. Diese Bilder versuchte ich dann so lange wie möglich festzuhalten, bis sie sich von alleine auflösten. Dann kam ich langsam wieder in das *Hier* zurück. Bei manchen Menschen wirken auch Bilder, die die positive Assoziation zu Essen stören. Stellen Sie sich einen Teller Spaghetti vor, in dem jemand eine Zigarettenkippe ausdrückt. Versuchen Sie den Ekel, den dieses Bild hervorruft, zu verinnerlichen.

Anfangs empfand ich das Visionalisieren von Bildern zwar als entspannend, aber der Hunger war immer noch da, und im Grunde tat sich nichts. Meinte ich. Erst später spürte ich eine Wirkung dahingehend, dass ich mit dieser Technik immer mehr Heißhunger-Attacken abmildern oder ganz umschiffen konnte. Ganz abgesehen davon tut es gut, zu entspannen und sich für kurze Zeit in eine Welt zu träumen, die schön und positiv ist. Für diese Art der Entspannung können Sie die Zeit ansetzen, die Sie dafür erübrigen können. Fünf Minuten sind besser als nichts, ideal sind freilich zehn bis zwanzig Minuten.

Abnehmen beginnt mit Planung

Tipp 67

Der ganze Tag ist prima gelaufen. Sie haben sich gesund ernährt und sogar weniger als gewohnt gegessen (die Pfunde sollen ja schmelzen), und dann kommt der Moment, in dem alles wieder zunichte gemacht wird. Sie sind im Supermarkt und sehen sich mit einem Angebot wie aus dem Schlaraffenland konfrontiert. Sie schlendern durch die Reihen, und plötzlich häufen sich – wie von selbst – Lebensmittel in Ihrem Einkaufswagen, die dort eigentlich nichts zu suchen haben. Was tut denn plötzlich die Tüte gesalzener Erdnüsse hier? Oder die Teewurst? Ganz einfach: sie sind da, weil Sie hungrig sind. Regel Nummer eins beim Einkaufen lautet: Gehen Sie niemals hungrig zum Einkaufen, denn nichts lässt die Willenskraft schneller schmelzen. Trinken Sie kurz vorher eine große Tasse Gemüsebrühe oder essen Sie einen Apfel. Sie werden Anfechtungen sehr viel besser umschiffen können.

Weitere Taktiken, um den vielfältigen Verlockungen im Supermarkt erfolgreich zu widerstehen:

- Schreiben Sie sich zu Hause eine Liste dessen, was Sie brauchen, und kaufen Sie ausschließlich diese Lebensmittel ein.
- Kaufen Sie frisch immer nur das ein, was Sie für maximal zwei Tage benötigen.
- Kaufen Sie saisonal, so ernähren Sie sich gesund, vitaminhaltig und abwechslungsreich; vor dem Kauf überlegen, was derzeit wächst und gesund ist, denn Erdbeeren im Winter und Rosenkohl im Sommer müssen wirklich nicht sein.
- Machen Sie einen großen Bogen um Regale mit Knabbersachen, Soft Drinks und Süßigkeiten; kaufen Sie lediglich einen kleinen Vorrat erlaubter Süßigkeiten wie Gummibärchen, Mohrenköpfe, Reiswaffeln oder Russisch Brot und lassen Sie alles andere standhaft links liegen, denn zu Hause Gehortetes ist und bleibt eine *Gefahr*.
- Lassen Sie Großportionen links liegen und kaufen Sie ausschließlich Portionen, die Sie konsumieren und die auf Sie zugeschnitten sind, weil große Mengen dazu verführen, mehr und unkontrollierter zu essen.
- Vermeiden Sie Fertiggerichte, weil darin oft unverhältnismäßig viel Fett und/oder Zucker stecken.

Auch für zu Hause gibt es ein paar Tricks, die das Abnehmen ein klein wenig leichter gestalten:

- An Leckereien sollten Sie möglichst *schwer* herankommen, nach dem Motto: aus den Augen, aus dem Sinn. Machen Sie Leckereien also möglichst unbequem zugänglich (Schokolade beispielsweise im obersten Regal, für das Sie eine Trittleiter brauchen, oder aber im Vorratsschrank ganz hinten).
- In direkte Griffnähe platzieren Sie hingegen in Küche oder Wohnzimmer eine Schale mit Obst; im Kühlschrank vorne Joghurt, Quark und Buttermilch.
- Fertigen Sie ein Foto von sich im *Idealzustand* an wie in Tipp 66 beschrieben: Mit diversen Computerprogrammen hinzubekommen, oder mithilfe von Freunden, und lassen Sie sich von dieser Beauty immer dann aufmunternd anlächeln, wenn Sie den Kühlschrank öffnen. (Wetten, dass diese Art der Motivation besser wirkt als die Strategie der Abschreckung, mit dem *dicksten* Foto am Kühlschrank? Dass Abschreckung auf Dauer nichts bewirkt, sondern oft das Gegenteil, nämlich Resignation und Gewöhnung, zeigt ja eindrucksvoll die Zigarettenwerbung.) Nur Mut: Versuchen Sie es!

Mit kleinen Schritten zum großen Ziel

Tipp 68

Wir waren schon dabei: Der schlimmste *Feind* auf dem Weg zum erfolgreichen Abnehmen sind wir selbst. Weil wir keine Geduld mit uns, unserem Körper und dem jahrelang eingeübten Fehlverhalten haben. Nicht nur das *Sich-unter-Druck-setzen* fällt in diese Rubrik, sondern übersteigerter Ehrgeiz, kombiniert mit unrealistischen Zielen. Was ist denn dabei, wenn man pro Woche gerade mal ein halbes bis ein Pfund abnimmt? Wir müssen doch an keinem Diätrekord teilnehmen, sondern wollen in Ruhe und mit viel Muße unser Leben neu ordnen. Wir haben so viele Jahre damit verbracht, uns dahin zu essen, wo wir heute sind, also dürfen wir uns ruhig ein wenig Zeit geben und lassen.

Wer sehr übergewichtig ist, neigt dazu, gleich neben den Start in seine Lebensumstellung Maximalanforderungen zu platzieren. Ganz nach dem Motto: *Ich wiege heute 130 Kilo und will nach einem halben Jahr 50 davon los sein.* Wetten wir, dass diese Vorhaben im Nichts enden? Denn selbst, wenn dies gelingen sollte, so werden die Kilos in Nullkommanix wieder zurückkommen. Früher oder später. Nochmals zurück auf *Los!* Wer mit 130 Kilo startet, sollte sich vornehmen, zunächst einmal zehn Kilo zu verlieren. Ist er an diesem Ziel, kann er sich die nächsten zehn Kilo vornehmen – und so weiter. Ist das gefürchtete *Plateau* erreicht, an dem nichts mehr vorangeht, muss der Abnehmkandidat die Messlatte noch tiefer hängen. Dann lautet die Vorgabe: Wenigstens nicht wieder zunehmen! Gleichzeitig sollten die sportlichen Aktivitäten angekurbelt werden.

Kleine Schritte sind ebenso beim Sport hilfreich und vor allem motivierend. Dicke Menschen bewegen sich ja – notgedrungen – nicht wirklich ausreichend. So reichen schon die Alltagshürden in Form nicht funktionierender Rolltreppen und Lifte, um außer Puste zu geraten. Meist beginnt erst im Zuge der Lebensumstellung nicht nur eine gesündere Ernährung, sondern auch mehr Bewegung. Auch hier ist Vorsicht geraten. Nicht gleich in die Vollen gehen, nachdem man jahrelang nichts getan hat. Falscher Ehrgeiz ist hier völlig fehl am Platz. Das Motto muss lauten: lieber weniger, dafür regelmäßig. Wer die Hürde des schnellen Rückfalls tatsächlich gemeistert hat und auch noch nach acht Wochen beschwingt und überzeugt beim Projekt *Lebensumstellung* ist, sollte sehr langsam mit dem Training beginnen. Wichtig ist, dass man sich nicht sofort zu viel zumutet, da der Körper sich der veränderten Belastung erst langsam anpassen muss. Ziel sollte es sein, mit zwei Trainingseinheiten in der Woche zu beginnen (zum Beispiel Walken oder Radfahren) und erst später die Intensität des Trainings schrittweise zu erhöhen. Aber immer nur soviel, dass die Bewegung noch Spaß macht. Denn ohne Freude am Sport wird der Effekt schnell verpuffen und irgendwann bleiben die Laufschuhe in der Ecke liegen. Nicht vergessen: Auch mit kleinen Schritten kommt man vorwärts!

Langsamkeit bringt Sie zum Ziel

Tipp 69

Manche mögen's schnell. Ich war so ein Fall. Als ich damals 50 Kilo abzunehmen hatte (diese Geschichte beschrieb ich in meinem Buch *Maßlos*), konnte es mir gar nicht schnell genug gehen. Über zehn Jahre hatte ich gebraucht, um mich von 68 Kilo auf knapp 130 Kilo zu (fr)essen. Dann, als die Entscheidung für ein anderes, neues Leben gefallen war, war ich extrem ungeduldig, ich wollte die ersehnte neue Lebensqualität in Turbogeschwindigkeit zurückerobern. Und das tat ich dann auch. Im ersten Jahr verlor ich 50 Kilo, bis heute weitere 10 bis 15 (je nach Lage). Das ist doch toll, oder? Schließlich bin ich heute 53 Jahre alt, und – wenn ich will – gelingt mir das Abnehmen immer noch gut. Das ist ein möglicher Weg, das war mein Weg.

Doch es geht auch anders. Wer mit Hauruck-Methoden nicht zurechtkommt, der wird mit Langsamkeit und Beharrlichkeit ebenso sein Ziel erreichen. Wer eher diese Strategie vorzieht, hat vielleicht kein sooo hohes Übergewicht zu verlieren und kann es langsam und besonnen angehen lassen. Diese Menschen brauchen überschaubare Ziele, kleine Etappen und Zeit, sich umzustellen. Das ist alles vollkommen in Ordnung, das Abnehmen kann auch so hervorragend funktionieren, selbst wenn es naturgemäß länger dauert.

Die unbedingte Voraussetzung für den langsameren Weg ist allerdings Disziplin, Durchhaltevermögen und ein gutes Konzept. Denn: Wenn das Abnehmen langsamer geht, stellen sich – klar! – die Erfolge nicht so schnell ein. Dafür ist das Abnehmen gesünder, und wenn man den Weg durchhält, mit ziemlicher Sicherheit auch dauerhafter.

Vielleicht kann man es auf folgende kleine Formel bringen, unabhängig zu welchem Typ Sie nun gehören – ob zu den Hasen oder Igeln. Wer unter sehr viel Übergewicht leidet, sollte einen schnellen Anfangserfolg haben, allein schon aus Motivationsgründen. Hier lohnt es sicherlich, über ein anfänglich *hartes* Programm nachzudenken (zum Beispiel über einen Einstieg mit einer Formula-Ernährung). All jene, die nicht so viele Kilos verlieren müssen, können eine sanftere Gangart anschlagen und werden damit genauso erfolgreich ans Ziel gelangen.

Tipp 70 Geduld mit der Ungeduld

Was steht am Anfang jeder Diät? Richtig! Ungeduld. Man hat noch nicht einmal angefangen, schon träumt man davon, die angefutterten Kilos in Rekordzeit loszuwerden, natürlich für immer. Nicht einen Moment denken wir mehr daran, dass das Übergewicht über viele Monate, ja Jahre schleichend angewachsen ist – und es ebenso lang dauern wird, es (gesund!) wieder loszuwerden. Trennen Sie sich also von vornherein von all den unrealistischen Wunschvorstellungen, die da lauten: zehn Kilo in 14 Tagen – das kann zwar funktionieren, ist dann aber primär Wasserverlust, und der anfängliche Höhenflug wird dank Freund *Jojo* nur von kurzer Dauer (und Freude) sein.

Die drei *G-Worte* Geduld, Gelassenheit und Genügsamkeit sind ganz entscheidend für das Gelingen Ihrer Lebensumstellung. Seien Sie geduldig mit sich und Ihrem Körper. Gut Ding will Weile haben – das gilt nirgendwo so sicher wie beim Abnehmen. Hauruck-Verfahren haben keine Chance. Abgesehen vom Jojo-Effekt ist Ungeduld auch schädlich für die Psyche. Vergessen Sie das Sich-pausenlos-unter-Druck-setzen *(bis zum 40sten will ich wieder rank und schlank sein; bis Montag, bis Weihnachten, bis zur Party …)* und gehen Sie stattdessen systematisch und bescheiden vor. Ein Pfund pro Woche? Super! Und viel besser als drei Kilo in einer Woche, die Sie dann spätestens nach einer weiteren Woche wieder auf den Hüften haben. Drei Dinge zählen beim Abnehmen: Geduld, Geduld und nochmals Geduld.

Geduld und Gelassenheit sind auch gefragt, wenn Sie – mal wieder – eines der *beliebten* Plateaus erreicht haben, die immer dann auftreten, wenn der Stoffwechsel auf *stur* schaltet und weitere Pfunde um keinen Preis mehr hergeben will. Das ist meist der Fall nach mehreren Wochen Ernährungsumstellung, in deren Folge sich der Stoffwechsel einpendelt. Hier hilft nur eines: unverdrossen weitermachen und einen Tick zulegen bei Bewegungseinheiten. Denn Sport bringt den müden Stoffwechsel auf Trab. Wer geduldig mit sich und seinem Körper ist, wird dann erleben, dass – hurra! – nach etlichen Tagen bis Wochen des Stillstands der Zeiger auf der Waage wieder ein Stück nach unten gerutscht ist.

Dass Genügsamkeit zu einer Lebensumstellung gehört wie das Amen in der Kirche ist eigentlich klar. Die schlechte Nachricht, wenn Sie so wollen, lautet: von allem *wenig*. Die gute: von *allem* wenig. Ein Schokoladenkuchen? Warum nicht? Eine Pizza? Aber ja doch! Spaghetti? Spricht nichts dagegen, so lange Sie nicht über Gebühr viel von Ihrem Speise-Objekt der Begierde zu sich nehmen, und das nicht 365 Tage im Jahr. Eine weitere Regel lautet: Wenn Sie der Drang nach irgendeiner Speise so sehr verfolgt, dass Sie schon davon träumen, dann lieber mal das essen, wonach Ihnen der Sinn steht. Oder: Einmal pro Woche das Lieblingsgericht erlauben – aber eben nur eine halbe Portion davon.

Alles ist gut!

Tipp 71

Es gibt Menschen, die sind von Berufs wegen Pessimisten, Schwarzseher, Miesepeter, notorische Nörgler und Weltuntergangskünstler. Diese Menschen tun sich damit deutlich schwerer als ihre zufriedenen Zeitgenossen, sich im Leben wohlzufühlen, denn für sie ist das Glas prinzipiell leer.

Gleichgültig, was passiert – an erster Stelle steht immer die negative Sicht auf die Dinge. Überflüssig zu erwähnen, dass diese Sorte Mensch nicht nur sich selbst das Leben erschwert, sondern auch ihrer Umwelt. So wird es schnell einsam um diese Spezies, denn man muss schon ein Masochist sein, wenn man sich durch die negativen Schwingungen solcher Menschen gerne herunterziehen lässt. Das muss nicht sein, das Leben ist zu kurz für solche *Späße*.

Möglicherweise ist eine solch negative Grundhaltung Teil der Persönlichkeit, aber vielfach doch nicht – hier kann man also aktiv gegensteuern. Das ist den Schwarzsehern auch dringend zu empfehlen, denn das Leben ist teilweise hart genug. Nur wer sich eine gesunde Basis an Optimismus und Zuversicht schafft, wird im Leben bestehen, gelassen und gewappnet sein gegen alles, was uns jetzt und künftig erwartet. Andernfalls drohen lebenslange hausgemachte Depressionen – und wer will die schon?

Auch das *Projekt Abnehmen* braucht eine positive Grundhaltung und Toleranz. Sich selbst und dem Vorhaben, aber auch anderen gegenüber, die es immer gut meinen und uns mit Ratschlägen überhäufen. Gewöhnen Sie sich eine *Glas-halb-voll*-Denkweise an – und plötzlich wird das Leben spürbar leichter. Wie das funktionieren kann? Nehmen wir folgende Beispiele: Die Waage zeigt 110 Kilo an? Nicht schön, aber es könnte doch noch viel schlimmer sein! Außerdem sind Sie ja soeben dabei, diesen Zustand zu ändern. Nur ein halbes Pfund in dieser Woche abgenommen? Macht doch nichts! Ist doch besser als gar nichts! Vier Wochen Stillstand – auf der Waage tut sich nichts? Kein Grund zur Besorgnis. Das ist normal, der Stoffwechsel stellt sich um, bald geht es weiter. Gönnen Sie sich und Ihrem Körper in dieser *Ruhephase* alles erdenklich Gute. Magenknurren im Bett? Und zwar so sehr, dass Sie kaum schlafen können? Super! Ein Grund zum Jubeln! Das Magenknurren zeigt, dass es den Fettreserven an den Kragen geht. Andere sagen nichts zu den bisherigen Abnehmerfolgen? Tja, Neid ist eben die beste Anerkennung!

Sie sehen, eine positive Sichtweise ist nicht immer ein großartiger Kraftakt. Es geht hier um eine innere Haltung. Zum Schluss noch ein Tipp. Lächeln Sie doch einfach öfter. Wenn das Telefon läutet, wenn Sie mit (auch ungeliebten) Kollegen sprechen, beim Kochen, beim Spazierengehen. Sie werden staunen, wie positiv diese Mimik Ihr Bewusstsein beeinflussen kann. Machen Sie einen Test, wenn Sie sich trauen (klar tun Sie das!). Lächeln Sie in der S-Bahn oder im Bus wildfremde Menschen an – Sie werden sich wundern, wie schön in den meisten Fällen die Reaktionen sind. Und wenn Sie einer entgeistert anschaut? Na wenn schon, ist eben vermutlich ein Miesepeter! Weltuntergangsszenarien sollten in Ihrer Welt keinen Platz mehr haben, nehmen Sie sich das einfach vor. Ab heute, ab jetzt.

Aus den Augen, aus dem Sinn

Tipp 72

Ich bin aufgewachsen und groß geworden in einer Zeit, in der Sparen noch eine Tugend war. Lebensmittel waren heilig, und wenn etwas übrig blieb, wurde es am nächsten Tag als Resteessen aufgetischt. Weggeworfen wurde so gut wie gar nichts, denn alles konnte man irgendwann irgendwie wieder verwerten. Und meist war das auch so. Das Sparen, Auftragen und Horten begann mit Kleidung und hörte auf mit 1001 Schrauben. Dieses Verhalten habe ich (leider) bis heute verinnerlicht. So trenne ich mich nur ganz schwer von Dingen und versuche, keine Lebensmittel wegzuwerfen (was ich tatsächlich für einen Frevel halte). Und dennoch gab es eine Zeit in meinem Leben, wo ich verhältnismäßig viel weggeworfen habe. Das war die Zeit, in der ich stark abnahm. Und das war gut so.

So musste ich während der Veränderungen in meinem Leben die Garderobe mehrfach erneuern, wenngleich in unterschiedlichem Ausmaß. Alle zu weit gewordenen Kleidungsstücke wurden verschenkt (sofern jemand in die *Zelte* passte) oder sie flogen erbarmungslos in den Altkleider-Container. Ich kannte jedoch etliche dicke Menschen, die ganz anders an diese Frage herangingen: Sie packten die Kleidung, aus der sie herausgeschrumpft waren, fein säuberlich in Umzugskartons und deponierten diese auf dem Speicher oder im Keller. Warum? Um sich später an diese unglaublichen Zeiten mit wohligem Schauer zu erinnern – oder aber, um vorsorglich für jede Größe etwas Passendes im Haus zu haben? Was die Erinnerung betrifft, so sollten Sie in der Tat ein Kleidungsstück in der größten Größe aufbewahren, in die Sie je hineinpassten, um sich dieses gute Stück immer wieder vor Augen zu halten, sollten Sie schwach werden. Das kann eine gute Motivation zum Durchhalten sein.

Das Deponieren aller ausgedienten Kleider im Keller oder Speicher hat dagegen ganz viel mit Rückversicherung zu tun. Motto: Man weiß ja nie. Und das ist ein grundfalscher Ansatz. Außerdem signalisieren Sie so Ihrem Unterbewusstsein: *Ich glaube selbst nicht an mich und baue vorsichtshalber vor.* Deshalb zu groß gewordene Kleidung nicht aufheben, sondern verschenken oder entsorgen. Was man nicht mehr hat, kann man auch nicht mehr anziehen. Und wirklich hineinpassen wollen Sie ja nun wirklich nicht mehr in diese Riesendinger. Weg damit! Aus den Augen, aus dem Sinn! Kaufen Sie sich, solange Sie Ihr Wunschgewicht noch nicht erreicht haben, nur ein paar wenige und günstige Basisteile – sie sind ja nur als Zwischenlösung gedacht. Für diese Interimszeit eignet sich selbstverständlich auch Secondhand-Ware.

Wenn Sie schließlich Ihr Zielgewicht erreicht haben, dürfen Sie aus dem Vollen schöpfen und sich belohnen für das, was Sie geleistet haben. Aber versprechen Sie sich und mir: Niemals wieder Kleidung mit dem verführerischen, ach so bequemen Gummizug! Denn der wächst schleichend mit, und bis wir uns recht versehen, sind wieder etliche Kilos zu viel auf den Rippen und Hüften. Unser Körpergefühl sollte künftig die bessere Waage sein. Das kann nur dann funktionieren, wenn Kleidung kneift, in dem Moment, in dem wieder an Gewicht zugelegt wird. Lieber Röcke und Hosen mit Bund, Knopf und Reißverschluss und

dazu eine Bluse statt der bequemen *Schlupfvariante* samt Schlab-
ber-T-Shirt.

Hören Sie auf Ihre Bedürfnisse

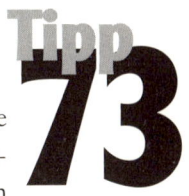

Dicke Menschen unterdrücken in der Regel Gefühle
und – vor allem! – Bedürfnisse. Schon mehrfach wurde in diesem Buch darauf hingewiesen, und man kann
es auch nicht oft genug betonen. Dicke richten sich meist nach
den Wünschen anderer und deren Befindlichkeiten, wollen es allen recht machen, sind harmoniesüchtig. Es ist ihnen wichtig, *lieb
Kind* zu sein, gemocht zu werden, Akzeptanz zu finden. Da in
den Augen der meisten dick gleich hässlich gleich unsympathisch
steht, muss sich der Übergewichtige in jeder Hinsicht doppelt
anstrengen. Was dann in vielen Fällen so aussieht: man schenkt
und ist großzügig, weil man sich einschmeicheln will; man ist immer zur Stelle, wenn jemand eine helfende Hand braucht, weil
man wichtig, ja unersetzlich sein möchte; man kümmert sich um
alles und jeden, weil man im Grunde sonst nichts zu bieten hat.
Man sagt grundsätzlich nicht *nein,* weil man keine Grenzen setzen kann. Die eigenen Bedürfnisse sind vollkommen unwichtig,
selbst wenn sie sich manchmal vorsichtig zu Wort melden.

Wer seine Bedürfnisse nicht wahrnimmt oder zulässt, kennt
somit meist auch nicht die tatsächliche Stimmungslage, in der er
sich befindet, und tut sich ungleich schwerer, sich realistisch, aber
auch wohlwollend einzuschätzen. Die Grundstimmung sich
selbst gegenüber ist grundsätzlich negativ bis (schlimmer noch)
gar nicht vorhanden. Wer sein Leben ernsthaft auf ein anderes
Gleis bringen will, muss sich mit diesen Fragen dringend aus-
einandersetzen.

Arbeiten Sie also an und mit sich. Zunächst müssen Sie lernen,
Ihren wahren Bedürfnissen auf die Spur zu kommen. Was nicht
einfach ist, wenn man viele Jahre lang Emotionen und Bedürf-

nisse mit Essen *stillgelegt* hat. Fragen Sie sich also bei jeder Aktion, die anderen nützt, aber kaum Ihnen selbst: Warum tue ich das? Was will ich damit erreichen? Wem nutzt es? Was bräuchte ich eigentlich? Warum befriedigt mich diese Aktion? Sie müssen klar denken und sich ehrlich gegenüber sein. Sie werden, wenn Sie diese Übungen ernsthaft machen, auch mit der Zeit Antworten auf Ihre Fragen bekommen, doch wappnen Sie sich: diese Antworten können sehr unbequem, ja grausam ausfallen, und damit müssen Sie lernen zu leben, denn nur mit diesen Antworten werden Sie sich erkennen und schlussendlich verändern lernen. Lassen Sie dann schrittweise Ihre bisherigen *guten Taten* und anbiedernden Aktionen.

Spüren Sie stattdessen in sich hinein, was Sie selbst brauchen – und handeln Sie entsprechend. Beispiel: Eine Freundin hat Sie – wieder einmal – gebeten, ihr bei Haus- oder Gartenarbeiten zu helfen. Das geht schon jahrelang so, und da Sie die Freundin lange kennen und sie vielleicht sowieso die einzige ist, sind Sie immer zur Stelle. Doch kann es nicht auch sein, dass man Sie ausnutzt und benutzt? Machen Sie den Test: Sagen Sie einfach mehrfach hintereinander *nein* und schauen Sie dann, ob die Freundschaft das aushält. Wenn ja, ist dies ein gutes Zeichen, und Sie können gelegentlich helfen, wenn es Ihnen wirklich Freude macht. Wenn *nein,* dann haben Sie nichts verpasst. Man muss einfach klar sehen: Manche Menschen instrumentalisieren andere für ihre eigenen Zwecke. Dagegen sollte man sich wehren, zumal die eigene Freizeit in der Regel auch nicht gerade üppig bemessen ist. Bestimmen Sie selbst, wie Sie mit Ihrer Zeit umgehen wollen.

Vor allem werden Sie aufmerksam, wenn Ihnen jemand mit dem Killersatz schlechthin kommt: *Ach, mach das doch bitte – mir zuliebe.* Das ist Egoismus pur und auf so etwas hören Sie besser gar nicht. Menschen, die so etwas ernsthaft von sich geben, wollen lediglich ihren Willen durchsetzen. Die eigenen Bedürfnisse kennenzulernen und sich gleichzeitig von anderen und deren Forderungen abzugrenzen, bedarf einer gewissen energischen Grundhaltung. Die *müssen* Sie lernen – *sich selbst zuliebe.*

Von der Macht der Gewohnheiten

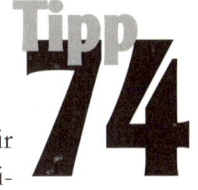

Tipp 74

Ach ja, gäbe es die Gewohnheiten nicht, wären wir alle ein Stück ärmer. Gewohnheiten geben uns Sicherheit und Stärke, auf sie ist einfach immer Verlass. Das beginnt schon beim Frühstücksritual. Wir fangen die Zeitung immer auf Seite drei zu lesen an; das Brötchen beschmieren wir gewohnheitsmäßig mit Marmelade (Himbeer muss es sein!), der Kaffee ist immer in dem roten Riesenbecher mit dem Riesenhenkel, und Mann und Kinder verlassen zuverlässig Punkt 7 Uhr 30 das Haus. Ist wirklich einmal der Lieblingsbecher in der Spülmaschine und die Himbeermarmelade aus, bringt uns das schon am frühen Morgen ein paar *Miesepeter*-Punkte ein und wir fühlen uns den ganzen Tag über irgendwie nicht so wie sonst. Betrogen eben um unsere lieb gewordenen Gewohnheiten.

Und so geht es weiter durch den Tag mit unseren kleinen und großen Ritualen, am Wochenende, im Urlaub, zu Weihnachten, an Geburtstagen. Gewohnheiten, wohin man schaut. Auch das Essen ist in diesen Gewohnheitstrott integriert. An diesem Punkt kommt unsere früheste Kindheit ins Spiel. Wer als Kind mit Süßem belohnt oder getröstet oder damit in den Schlaf gelockt wurde, wird diese Rituale unbewusst bis ins hohe Alter mitnehmen, weil sie angenehme Assoziationen auslösen. Oder, anderes Beispiel: Wer aus Gewohnheit immer dann zur Chips-Tüte greift, wenn er vor dem Fernsehgerät sitzt oder standardmäßig abends ein Glas Rotwein braucht, der sitzt schon mitten drin in der Gewohnheitsfalle.

Der Weg aus dem Gewohnheitstrott kann nur so aussehen: Beobachten Sie sich eine Weile und schreiben Sie auf, was Sie feststellen, denn oft werden Gewohnheiten nicht mehr bewusst wahrgenommen. Versuchen Sie dann eine Analyse. Fragen Sie sich: Woher kommt diese Gewohnheit? Ist sie *alt,* ist sie *neu?* Sofern letzteres: Wann ist sie erstmals aufgetreten, gab es dafür einen Auslöser? Danach können Sie für sich entscheiden, ob Sie es bei dieser Gewohnheit belassen möchten, ob Sie sie verändern oder durch eine für den Moment günstigere ersetzen wollen oder aber ob Sie ganz darauf verzichten können.

Gewohnheiten sind an und für sich keine schlechte Sache. Nur, wenn sich Gewohnheiten allzu sehr häufen, das Leben mehr als notwendig ritualisieren, in Zwänge binden und – schließlich – sich die Folgen von Gewohnheiten auf Ihren Hüften zeigen, dann ist es Zeit, über Gewohnheiten nachzudenken und sich eventuell von ihnen zu verabschieden.

Tipp 75 — Verzeihen Sie sich!

Dicke Menschen neigen dazu, ihre strengsten Kritiker zu sein. Nach außen hin haben sie, wenn es um ihr Übergewicht und sonstige (vermeintliche) Schwächen geht, meist einen flotten Spruch auf den Lippen, wie es dagegen innen aussieht, ist eine ganz andere Sache und geht niemanden etwas an. Das ist vielfach sogar gut so, denn eine solche Haltung kann ein effektiver Schutzmechanismus nach außen sein, da die Umwelt oft mitleidlos bis grausam mit *Außenseitern* umgeht, selbst wenn das nicht immer so gemeint ist.

Jeder, der eine Schwäche hat, sollte sich zunächst klar machen, dass wir Menschen per se schwach sind. Die Schwäche der dicken Menschen sieht man eben auf den ersten Blick. Interpretiert wird das Dicksein dann gerne als undiszipliniert und willensschwach – von den anderen wie vor sich selbst. Die erste Übung muss also sein, zwar sein *Problem* wahrzunehmen, es zu analysieren und mit der Zeit Lösungsstrategien zu entwickeln, sich aber deshalb nicht zu verachten. Auch, wenn zum Beispiel die Abnehmbemühungen immer mal wieder scheitern sollten und Sie anfangs vielleicht nicht so erfolgreich sind wie erhofft. Seien Sie dennoch gut zu sich. Wer sich nicht verzeihen kann, ist hart gegen sich selbst und bestraft sich damit über Gebühr. Das muss nicht sein und führt zu nichts – außer zu Frustrationen.

Nehmen Sie sich darum vor: Was immer geschieht, wenden Sie sich innerlich nicht gegen sich selbst, mögen Sie sich trotzdem und verzeihen Sie sich immer wieder. Lernen Sie sich lieben, denn jeder von uns ist – mit all seinen Stärken und Schwächen – ein liebenswerter Mensch, einzigartig und mit vielen guten Eigenschaften gesegnet.

Seien Sie sich selbst gegenüber also geduldig, liebevoll und gütig. Anderen gegenüber klappt das schließlich auch. Machen Sie sich klar: Wir sind keine perfekt funktionierenden Maschinen – unsere Unzulänglichkeiten werden uns täglich erneut deutlich vor Augen geführt. Zum Beispiel, wenn es um die vermeintliche Disziplinlosigkeit beim Essen geht. Das Essen hat eine ganz andere Ursache. Es ist ein Ventil, das wir brauchen, wenn wir uns selbst stark unter Druck setzen oder mit Bereichen in unserem Leben nicht zurechtkommen. Übrigens auch nicht mit dem ständigen Vorsatz, die nächste Diät erfolgreich zu beenden. So wird mit ziemlicher Sicherheit am dritten Tag alles beim Alten sein. Lassen wir uns also Zeit und tolerieren wir unsere Fehlversuche. Druck erzeugt nur Gegendruck – so werden Sie nie zum Zuge kommen. Nur wer sich selbst annimmt und sich lernt zu lieben, wird einen Zustand der inneren Ausgeglichenheit, Zufriedenheit und Zuversicht erreichen, der eine Lebensumstellung möglich und erfolgreich macht. Fangen Sie heute noch an mit der ersten Übung. Stellen Sie sich vor Ihren Spiegel, lächeln Sie sich herzlich und bewusst an und sagen Sie laut: *Ich liebe mich so, wie ich bin!* Machen Sie das tagtäglich – Sie werden bald einen Effekt spüren. Übrigens: Auch wenn Sie nicht daran glauben, dass Techniken wie diese funktionieren können – tun Sie es einfach!

Immer einen Plan B haben

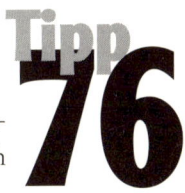

Über die Stränge geschlagen? Dann gibt es zwei Strategien. Die eine lautet: sich Vorwürfe machen, sich herumplagen mit dem ewigen *Warum war das wieder nötig?*, in Depressionen und Trauer verfallen über erneutes Versagen, sich dem Gefühl hingeben, dass für diese Woche sowieso alles gelaufen ist, Sie also auch den Rest über weiter mampfen können. Ab Montag dann halt wieder .... Oder aber, das wäre die zweite Strategie, Sie sagen sich: *Okay, das war nun heute ein verkorkster Tag, aber sei's drum, mache ich halt morgen weiter.* Und so wird es dann auch sein. Indem Sie sich (liebevoll) verzeihen, werden Sie am nächsten Tag umso motivierter weitermachen.

Was aber tun, wenn ein Fressanfall oder unstillbarer Appetit im Anzug sind? Gibt es Strategien, um dieses Ereignis abzuwenden? Das kommt darauf an, wie stark Sie sind und wie stark gleichzeitig Ihr Essproblem ist. Wenn Sie unter einer Suchtkrankheit wie Magersucht, Fettsucht oder Bulimie leiden, werden Strategien anfangs gar nicht bis fast gar nicht wirken. Später werden diese Techniken jedoch immer besser greifen. Sie müssen sie ernst nehmen und auch nach dem x-ten Scheitern immer wieder versuchen.

Technik 1:
Handeln Sie mit sich selbst, indem Sie ein Zwiegespräch führen. Reden Sie laut mit sich selbst. In etwa so: *Du willst unbedingt diese Tafel Schokolade essen und danach noch etliche Mohrenköpfe? Okay, das sei Dir genehmigt, aber versprich mir vorher, zehn Minuten zu warten.* Oder: *Du kannst heute Abend nicht ohne Pizza und Spaghetti sein? Kein Problem, Du kannst Dir beides gönnen, aber erst, wenn Du vorher eine halbe Stunde um den Block gegangen bist.* Wer sich an die Absprachen hält, wird feststellen, dass nach den zehn Minuten oder der halben Stunde der Appetit auf die Speisen der Begierde entweder ganz oder deutlich nachgelassen hat. Es wäre ja schon viel erreicht, wenn nicht die angepeilten Mengen, sondern nur wenig davon gegessen würde. Ein Teilsieg ist besser als keiner.

Technik 2:
Versuchen Sie, sich statt Essen etwas anderes zu gönnen. Ein schönes Wellness-Bad etwa oder einen Kinobesuch oder etwas, das Ihnen allein Freude macht.

Technik 3:
Wenn Sie den Eindruck haben, Sie könnten die Gier nicht stoppen, atmen Sie vor dem Fenster mehrfach tief durch und versuchen Sie mit wenigen, aber tiefen Atemzügen in der Minute auszukommen. Das beruhigt und versetzt Sie in eine gelassene Stimmung. Dann setzen Sie sich für wenige Minuten hin und visualisieren ein *schlankes Bild* von sich. Wie Sie leichtfüßig in einem schönen Sommerkleid über die Wiese laufen, wie Sie auf einen Berg steigen, wie Sie an einem Fluss sitzen und sich die Füße darin baden. Visualisieren Sie irgendein Bild, in dessen Rahmen Sie sich glücklich fühlen. Dann öffnen Sie die Augen wieder und schauen sich die Wirkung an. Vermutlich werden Sie das Essen nun nicht mehr brauchen.

Wellness statt Pralinen

Tipp 77

Wenn der große Hunger nach Süßem kommt, kann man mit verschiedenen Strategien dagegenhalten. Strategie Nummer 1: Die Pralinen, den Kuchen oder die Tafel Schokolade mit großem Vergnügen und viel Genuss essen – und dafür den Rest der Woche auf Süßes verzichten. Strategie Nummer 2: Stattdessen sich etwas (anderes) Gutes tun – ein Entspannungsbad etwa, eine Massage, einen Besuch bei der Kosmetikerin, ein paar Tage mit der besten Freundin oder aber ein Romantik-Wochenende mit der/dem Liebsten. Und wenn es diese(n) derzeit nicht gibt – dann verbringen sie ein paar muntere Stunden im Garten oder beim Toben mit Hund oder Nachbarskindern. Diese Aktivitäten verbrennen Kalorien, tun der Seele gut und bauen Spannungen ab. Sollten weder Mensch noch Tier greifbar sein, so bleibt immer noch die beste aller Trostspenderinnen, Mutter Natur. Sie bietet Wellness-Angebote im Überfluss – und gratis obendrein. Ein Spaziergang im Park, ein Bad im See, ein Ausflug in die Berge. Wer zu Fuß (noch) Probleme hat, den Berg hinaufzukommen, nimmt eben die Gondel. Hauptsache, man schwebt über den Dingen, und die Augen können sich satt essen an der Schönheit der Natur. Sie werden sehen: Nichts beeinflusst die Stimmung so unmittelbar und so positiv.

Stellen Sie sich immer wieder die Frage, wenn der Hunger übermächtig wird: Lohnt es sich wirklich, nach einer Ess-Attacke wieder Tage lang fasten zu müssen, nur weil man jetzt, in dieser Minute, einfach nicht gegen das Verlangen ankämpfen kann? Gerade eben hatte man doch so schön abgenommen ... Wir wissen alle, was passiert, wenn man nach einem Gewichtsverlust wieder hemmungslos zugreift: Die geschrumpften Fettzellen füllen sich in Nullkommanix erneut und lassen uns dann praller denn je aussehen. Lohnt sich das wirklich? Wie sieht dagegen der Effekt der *stattdessen*-Seite aus? Eine Massage lässt uns schnurren, tut Leib und Seele gut, lässt uns entspannt und glücklicher zurück. Ein Ausflug belohnt uns mit vielen neuen Eindrücken, ein Schwatz-Wochenende mit der besten Freundin mit neuer Energie. Alles gute Argumente, auf Kalorienbomben zu verzichten und *stattdessen* zu wählen.

Seit einiger Zeit gibt es übrigens *Wellness-Pralinen*, auch Wohlfühl-Konfekt genannt (so *Gourmet-Report* vom 31. Januar 2009). Das sind leckere kleine Kreationen aus viel dunkler Schokolade, Trüffel aus Rohkost und Dörrfrüchten, Edelbitter-Schokolade mit kandierten Cranberries und vielen anderen Leckereien. Der Clou an dieser Art Konfekt: alles ist aus reinen Naturprodukten. Hiervon gelegentlich zu naschen, fällt unter das Stichwort: sich wohlfühlen und genießen. Aber als Belohnung reichen schon ein bis zwei Schoko-Kunstwerke! Denn auch das gesündeste Schoko-Produkt hat Kalorien, leider ...

Alpha-Zustand für 1A-Entspannung

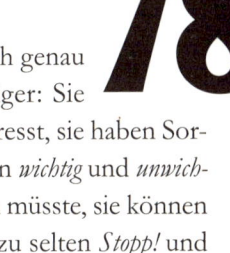

Tipp 78

Entspannt lebt es sich eindeutig besser. Doch genau hier liegt das Problem vieler Übergewichtiger: Sie leben alles andere als entspannt, sie sind gestresst, sie haben Sorgen, sie können nicht unterscheiden zwischen *wichtig* und *unwichtig*, sie nehmen das Leben schwerer als es sein müsste, sie können sich nicht abgrenzen, sie sagen deshalb viel zu selten *Stopp!* und *Nein!*. Sie kommen eher unzureichend zurecht im Hier und Heute.

Entspannungsübungen helfen weiter und sollten bereits von Anfang an in Ihr persönliches Programm integriert werden. Sie helfen nicht nur bei der Bewältigung von Stress-Situationen, sondern sie können darüber hinaus sogar dafür sorgen, dass eine Ess-Attacke abgemildert, im idealen Fall sogar vermieden wird. Wer weiß, wie man Entspannungstechniken richtig einsetzt, kann davon eine Menge profitieren.

Eine effektive Übung ist, sich in Tiefenentspannung zu versetzen, auch Alpha-Zustand genannt. Wenn sich die Hirnströme in einer Frequenz zwischen 8 und 12 Hertz bewegen, ist dieser Zustand erreicht. In dieser Phase ist der Mensch noch geistig wach, aber gleichzeitig in völliger Ruhe.

Der Alpha-Zustand ist vergleichbar mit Tagträumen, die eine sehr entspannende Wirkung haben können. Bei Tagträumen und beim autogenen Training *denkt* man jedoch immer noch, das Gehirn ist also in ständiger Aktivität. Dies sollte idealerweise im Alpha-Zustand nicht mehr der Fall sein. Es ist jedoch alles andere als einfach, unser Gehirn *ruhig zu stellen* – doch man kann die entsprechenden Techniken lernen.

Versuchen Sie es einmal: Nehmen Sie sich Zeit für sich, suchen Sie sich ein absolut ruhiges Plätzchen und schließen Sie die Augen. Nun wiederholen Sie monoton und immer wieder irgend ein Kunstwort, das keinen Sinn ergibt. Wann immer Ihr Gehirn *denken* will, verstärken Sie die Frequenz des Kunstworts, konzentrieren sich nur auf dieses eine Wort und weisen alles ab, was Ihnen sonst durch den Kopf gehen will. Anfangs werden Sie vermutlich – so wie ich auch – nicht lange durchhalten, und Ihr Gehirn tut, was es will. Aber mit der Zeit und mit der notwendigen Konzentration werden Sie eine positive Leere spüren und irgendwann sogar *nichts* denken. Das wäre dann das Ideal des Alpha-Zustands. In diesem Zustand ist der Zugang zum Unterbewusstsein besonders günstig, was man im Mentaltraining nutzen kann (Umprogrammierung von Gewohnheiten). Das allerdings sollte man nur gemeinsam mit einem ausgebildeten Trainer tun.

Tipp 79 — Schön dick, aber nicht schön doof!

Sie kennen ihn sicherlich, den dämlichsten aller Sprüche: Intelligenz säuft, Dummheit frisst. Haben Sie sich eigentlich je gefragt, woher dieser Spruch kommt? Vom berühmten *Volksmund* natürlich, und der muss es ja wissen. Würde mich interessieren, wie und wo ein solcher Spruch ursprünglich tatsächlich zustande gekommen ist – vielleicht um halb acht Uhr morgens in der Schlange vor dem Arbeitsamt oder nachts in einer Eckkneipe? Man kann es nur erahnen, will es aber eigentlich nicht wirklich wissen ...

Wie ist es denn nun wirklich? Man hört doch seitens der Wissenschaft immer wieder, dass zu viel Alkohol Gehirnzellen vernichtet, also langsam verblöden lässt. Umgekehrt hat man noch nie davon gehört, dass durch zu viele Wurstbrote die Gehirnkapazität nachließe. Oder?! Zu Arteriosklerose führt natürlich beides: trinken und übermäßig fett essen – also auch hier wieder klarer Gleichstand in puncto Verkalkung. Im ersten Kapitel (Tipp 38) habe ich erwähnt, dass die Medizin mittlerweile einen Bezug herstellt zwischen Demenz und Übergewicht.

Dennoch: Ich bin sicher, dass man mit übermäßig viel Alkohol seinem Hirn (und somit dessen Denkvermögen) mehr schadet als man dies je mit Übergewicht erreichen kann. Schneller geht es obendrein. Mein Fazit also: Es zeugt wieder einmal von jener speziellen Boshaftigkeit, die um sich greift, wenn *Saufen* nach dem Volksmund *edler* ist als Fressen. Der Alkoholiker ist sanktioniert *(der Arme, hatte eine schlimme Kindheit; außerdem ist das eine Sucht, und das Dilemma kommt sicherlich vom bösen Stiefvater und der strengen Schule).* Der Übergewichtige ist einfach nur fett und undiszipliniert *(kann der nicht einfach nur weniger essen, kann doch nicht so schwer sein).*

Wie auch immer: Es ist kein Verdienst, dick oder dünn zu sein. Lassen Sie sich von niemandem einreden, Sie seien blöd, nur weil Sie (noch) dick sind. Dicke Menschen können ebenso erfolgreich sein wie dünne Menschen. Das einzige Handicap ist: Übergewichtige müssen erst einmal in die Top-Positionen kommen, um sich zu beweisen. Denn wer mit Kleidergröße 54 zum Bewerbungsgespräch antritt, hat schon verloren, ehe er auch nur *Piep* sagen kann, vor allem, wenn man gegen dünne Konkurrenz bestehen muss. Das werden die Personalverantwortlichen natürlich tunlichst vermeiden zuzugeben (Achtung! Antidiskriminierungsgesetz!), aber irgend jemand, der schlanker ist und dieselben Qualifikationen hat wie Sie, wird sich finden. Das ist eine bittere Pille und eine Wahrheit, der man ins Gesicht sehen muss. Jedenfalls: Blöd sind dicke Menschen deswegen noch lange nicht. Und schon gar nicht, weil sie dick sind!

Dicke Idole, dicke Vorbilder? Tipp 80

Derzeit wimmelt es im Showbiz nur so von dicken Stars: Beth Ditto (von der US-Band *Gossip*), Gabourey Sidibe (Schauspielerin, Oscar-nominiert für den Film *Precious*), Kathleen Cieplik (das Vorbild für den Kinofilm *Die Friseuse* von Doris Dörrie), Cindy aus Marzahn (alias Ilka Bessin), Tine Wittler, Keely Shaye Smith (die Frau von Pierce Brosnan) sind die aktuellen Galionsfiguren der Übergewichtigen und von deren Organisationen, selbstbewusste Beispiele von Frauen, die zu ihrem Körper stehen.

Diese Frauen akzeptieren sich selbst nicht nur, sondern provozieren, bewusst und unbewusst. Dabei wollen sie kein Symbol sein, sondern einfach nur sie selbst. Sie kleiden sich wie Popstars, sie stehen im Rampenlicht, sie moderieren im Fernsehen, sie sind erfolgreich. Selbstverständlich sind solche Lebensläufe freilich nicht, denn der Alltag der meisten übergewichtigen Menschen ist weit entfernt von Erfolgsstorys wie diesen. Außerdem darf man gespannt sein, wie viele gute Rollen Hollywood seinen dicken Stars weiterhin gewährt. So stellt sich die Frage: Handelt es sich hier um Eintagsfliegen oder einen neuen, tragfähigen Trend im Land des Schlankheitswahns? Eigentlich sollte es gerade in den USA massenweise Rollen für dicke Schauspieler geben, denn dort sind immerhin 67 Prozent aller Erwachsenen übergewichtig – mehr als in allen anderen Industriestaaten.

Gesprächsthema sind die genannten Frauen jedoch allesamt. Und das ist gut so. Sie zeigen, dass man auch anders leben kann, dass man Akzeptanz erreichen kann, dass man sich gesellschaftlichem Druck nicht beugen muss. Diesbezüglich sind sie sehr gute Beispiele, zumal sie neben der Akzeptanz auch die Toleranz fördern. Alle Randgruppen in unserer Gesellschaft haben ja genau damit zu kämpfen. Dass diese Frauen, die heute noch relativ jung sind, eines Tages mit ziemlicher Sicherheit ein gesundheitliches Problem haben werden, ist auch sehr wahrscheinlich. Nur: Wer dies weiß und dennoch beschließt, dick zu sein und dick zu bleiben, muss eben damit leben. Dies ist eine individuelle persönliche Entscheidung, die man nicht in Frage stellen sollte. Abnehmen darf auch niemals die Folge äußeren, also gesellschaftlichen Drucks sein, sondern ausschließlich der Bereitschaft, selbst schlanker zu werden, weil man die gesundheitlichen Folgen des Übergewichts scheut.

So gesehen empfinde ich all diese dicken, starken, selbstbewussten Frauen gewissermaßen als Vorbild, da sie einen Lebensentwurf zeigen, der genauso möglich ist wie der aller anderen. Diese Frauen verfügen vor allem über jede Menge Persönlichkeit. Und die ist deutlich wichtiger als eine schlanke Figur. Ich persönlich habe Schwarz-Weiß-Malerei noch nie gemocht. Man muss nicht dick sein, um der Welt etwas zu beweisen, man kann aber Rundungen und Formen haben und immer noch an seine Gesundheit denken. Wahre Schönheit kommt von innen, heißt es so oft. Das stimmt. Aber ohne Gesundheit ist alles nichts, sagt ein anderes Sprichwort. Und auch das ist wahr. Denn, leider: Jede Party ist auch mal vorbei. Was bleibt, ist schlussendlich die Verantwortung für sich selbst. Die Frage, wie es darum bei einem selbst bestellt ist, muss jeder für sich beantworten.

High statt hungrig: die *Luft-und-Liebe-Diät*

Tipp 81

Wäre das nicht eine prima Diät? Die Luft-und-Liebe-Diät! Kein lästiges Abwiegen der Lebensmittel mehr, kein zeitaufwändiges Zubereiten, kein ständiges Einkaufen nach Liste – stattdessen einfach tief Luft holen und küssen, was das Zeug hält. Und dabei schlank werden … Unrealistisch? Kommt darauf an! Ich habe das Konzept am eigenen Leibe erprobt – sogar unter erschwerten Verhältnissen – und kann bestätigen: Ja, Liebe ist in der Tat ein Katalysator für jede Lebensumstellung und ganz besonders für das Abnehmen.

Als ich – Sie haben vielleicht mein erstes Buch *Maßlos* gelesen? – fast 50 Kilo abgenommen hatte, lernte ich meinen heutigen Mann kennen. Ausgehungert nach gleichzeitig zwei zu kurz gekommenen leiblichen Genüssen (Essen und Sex), funktionierte das Sich-Verlieben wie ein Beschleuniger des Abnehmprozesses. Das hat mit den berühmten Endorphinen zu tun, unserer stärksten köpereigenen *Droge*, die uns high statt hungrig macht. Sport sorgt bekanntlich für einen kräftigen Endorphin- (und Glückshormon-)Ausstoß – denken Sie an das berühmte Symptom *Runner's High* von Marathon-Läufern. Und Sich-Verlieben hat eine ähnliche Wirkung. Plötzlich gibt es die rosarote Brille wirklich, die Gefühle fahren Achterbahn, man könnte die ganze Welt umarmen – und man hat keinen Hunger mehr. Es sei denn, man zählt den Hunger auf den neuen Liebling dazu …

Tja, und was machen jene, die bereits seit vielen Jahren einen Partner haben, wo das *Liebesschiff* also schon ein wenig ruhiger auf dem See des Lebens dümpelt? Was hindert diese Menschen daran, sich neu zu verlieben? Wäre das nicht ohnehin eine gute Idee? Meist schleicht sich ja nach ein paar Jahren ein gewisser Trott ein, der zwar bequem, aber nicht immer förderlich für eine fruchtbare Beziehung ist. Der Traumpartner von einst wird so oft zum Langweiler von heute. Diese Entwicklung hat oft nicht mit dem anderen zu tun, sondern ganz entscheidend mit einem selbst. Beobachten Sie sich kritisch. Legen Sie noch Wert auf Ihr Äußeres? Mögen Sie noch verführen? Haben Sie noch Lust auf ihn oder sie? Denken Sie doch einmal darüber nach, wie Sie in eine bestehende Beziehung wieder ein wenig Würze und Schwung bringen können.

Wie auch immer. Neu verlieben oder sich wieder verlieben – dieses unschlagbar tolle Gefühl, verbunden mit der Kraft der Endorphine, wird Sie sanft und glücklich auf Wolke sieben schweben lassen. Und Sie werden sich fragen: Essen? Wer braucht denn das?!

Tipp 82

Freund *Jojo* und andere Männer

Wir alle haben einen guten alten Freund. Er heißt *Jojo* und ist eine klassische *On-and-Off*-Beziehung. Wir

kennen ihn lange, und er begleitet die meisten von uns als Dau-
erpartner seit unserer Teenager-Zeit. Teilweise haben wir ihn –
für eine kurze Weile – aus den Augen verloren, aber meistens
war er wieder schneller zur Stelle, als es uns lieb war. Jojo ist aus
unser aller Leben nicht wegzudenken. Nein, wir mögen ihn nicht,
aber ohne ihn können wir auch nicht sein. Dabei würden wir ihn
liebend gerne auf den Mond schießen, aber Jojo lässt sich nicht
abschütteln, jedenfalls nicht so leicht.

Dass und wie wir Jojo bekämpfen müssen, habe ich an verschiedenen Stellen dieses Buches beschrieben, denn seine Auswirkungen auf unser Aussehen und unsere Psyche sind fatal. Er sorgt
dafür, dass wir wie der Mond in schöner Regelmäßigkeit zu- und
abnehmen, immer wieder, immer schneller, immer öfter. Nun
könnte man meinen, dass dies für die Elastizität unserer Haut ein
prima Training wäre, doch das Gegenteil ist der Fall ... Jojo leiert
unsere Haut nicht nur aus, sondern macht sie grau, faltig und alt.
Außerdem sorgt er für ein Durcheinander in unserem Stoffwechsel und den Fettzellen. Gar nicht zu reden von den dauernden
Sinnkrisen und depressiven Verstimmungen, die er auslöst. Wir
sollten unserem alten Freund also endlich den Laufpass geben!

Abnehmen sollte, wer deutlich übergewichtig ist und gesundheitliche Schäden erleidet. Abnehmen sollte auch, wer dies selbst
für sich entscheidet, nicht aber auf Druck des direkten Umfelds
oder der Gesellschaft. Abnehmen sollten wir sicherlich nicht,
weil wir meinen, damit den Männern besser zu gefallen. Denn:
Fast alle Männer mögen es rund!

Warum? Männer sind liebesbedürftig, auch wenn sie nach außen hin den harten Kerl markieren. Am liebsten kuscheln sie mit
molligen Frauen, ganz nach dem Motto: Rippchen gehören auf
den Grill, nicht ins Bett. Hungerhaken und Muskelmädchen stehen auf der Hitliste ganz unten, barocke Wesen mit Kurven statt
Knochen ganz oben.

Man kann darüber spekulieren, warum Männer mollige Frau-
en lieber mögen als magere oder allzu muskulöse. Vielleicht weil

es sich einfach besser anfühlt oder weil eine Figur mit Rundungen am richtigen Ort einfach attraktiver wirkt? Oder, so das Ergebnis einer US-Studie auf *focus*-online, weil mollige Frauen öfter Sex haben? Hier ein Auszug: *Außerdem wurde klar, dass die scheinbar sexuell weniger aktiven Dicken alles andere als abstinent waren. Sie hatten im Gegenteil sogar mehr Begegnungen mit einem Sexpartner als die vermeintlich begehrteren Schlanken: 92 Prozent der Molligen gaben an, häufig oder regelmäßig Sex mit einem Mann zu haben, während es unter den Dünnen nur 87 Prozent waren.* Da haben wir es!

Unser persönliches Wohlfühlgewicht – und damit unsere positive Ausstrahlung nach außen – unterliegt dem eigenen Ermessen sowie einer gesunden Balance zwischen Körper, Psyche und Seele. Wählen Sie doch einfach den goldenen Mittelweg – nicht zu dick, nicht zu dünn … und entsagen Sie ein für alle Mal dem Diätterror. Die Mehrheit der deutschen Frauen trägt Kleidergröße 40/42 – und darüber. Stehen Sie selbstbewusst dazu und finden Sie (endlich!) neue Freude und Lust am Leben. Nichts ist auf Dauer so demoralisierend wie ständiges Kalorienzählen, nichts ist so energieraubend wie ein immerwährendes Kreisen um Themen wie *Gewicht & Abnehmen*. Lassen Sie es einfach sein. Wer abnehmen will oder muss, kann dies tun, aber bitte entspannt. Und alle anderen, die einfach nur ein paar Kilos zu viel haben? Ist doch prima! Damit verlängern wir nicht nur unser Leben, sondern intensivieren auch unsere Lebensgenüsse. Es gibt Wichtigeres im Leben (nochmals zur Erinnerung: es ist unser einziges!), als es mit unsinnigen Lifestyle-*Problemen* zu blockieren. Denken Sie um, fangen Sie endlich an, frei und selbstbestimmt zu leben. Am besten noch heute.

III. Aussehen und Bewegung

Kleider machen Leute

Tipp 83

Als dicker Mensch hüllt man sich meist in Sack und Asche. Je überdimensionaler die *Zelte,* desto besser. Meint man! Schließlich will man ja möglichst verschwinden, unsichtbar werden, unauffällig sein. Das gelingt jedoch sicher nicht, wenn man sich durch Kleidung noch voluminöser macht als man ohnehin schon ist. Vergessen Sie also die Meinung, dass man schlanker aussieht, nur weil man sich in extra viel Stoff hüllt. Die Kleidung sollte schlicht und einfach passen. Nicht zu groß, nicht zu knapp soll sie sein, locker und bequem sitzen (*umspielend, fließend, schmeichelnd,* wie es in der Werbesprache heißt). Eine weitere Vorliebe von Übergewichtigen: die Farbe Schwarz, die so schön schlank macht und *streckt.* Das stimmt auch, allerdings sollte man aufpassen, dass man nicht immer nur *Trauer* trägt, sondern Schwarz mit durchaus kräftigen Farben kombiniert. Auch pastellige Töne passen ausgezeichnet zu Schwarz und lockern auf, ebenso der Klassiker Weiß und – natürlich – alle Beige-Töne. Besonders edel sieht Schwarz auch in der Kombination mit Grau- oder Anthrazit-Varianten aus.

Vermeiden Sie unbedingt großflächige Muster oder Streifen. Leider gibt es in den *Dicken-Abteilungen* der Kaufhäuser immer wieder grobe Verfehlungen dieser Art. Gerne wird von (schlanken) Verkäuferinnen der sogenannte *Lagen-Look* für pfundige Frauen empfohlen – mit dem Ergebnis, dass man erst recht nach *Tonne* aussieht. Grundregel: Trauen Sie zuerst Ihrem eigenen Urteil und geben Sie wenig bis gar nichts auf die Empfehlungen von Verkäuferinnen, die – so jedenfalls meine Erfahrung – kaum

Gespür dafür haben, was Dicken steht und was nicht. Und die einschlägige Industrie erst recht nicht. Das sieht man schon daran, dass *Groß* auch immer gleich *Lang* bedeutet – und meist diesbezüglich kein Hinweis kommt. Kaum ein Hersteller von großen Größen hat kapiert, dass es nicht nur Riesinnen unter den dicken Frauen gibt. Alles, aber wirklich alles, ist zu lang: vom T-Shirt über Blusen über Röcke bis zu Hosen, Mänteln und Jacken. Wenn man nicht gerade ein Gardemaß von 1,80 Meter und mehr hat, sieht man stets so aus, als würde man die Kleidung der größeren Schwester auftragen!

Dennoch mein Appell an alle, die ihr Zielgewicht noch nicht erreicht haben: Ich weiß, dass es schwierig ist, schöne und preisgünstige Mode zu erstehen, vor allem, wenn man die Schallgrenze der Größe 50 überschritten hat. Aber bemühen Sie sich um gutes Aussehen. Sie fühlen sich so viel sicherer und besser, wenn Sie schick gekleidet sind! Sie gehen insgesamt selbstbewusster und optimistischer durch die Welt – und dieses Gefühl können Sie als dicker Mensch ebenso brauchen wie ein Mensch, der bereits auf dem *Weg nach unten* ist. Achten Sie auf sich und Ihren Look.

Hier einige Mode-Adressen, wo Sie auch online fündig werden können (die Schlusslichter sind die teureren Optionen):

www.bender-clothing.de
www.meyer-versand.de
www.sheego.de
www.chalou.de
www.samoon.de
www.via-appia-mode.de (hier *via appia due* anklicken)
www.b2-damenmoden.de
www.curvesstyle.com
www.elena-grunert.de
www.fuchsschmitt.de
www.sallie-sahne.de

www.marinarinaldi.com
www.elenamiro.com

Wir sind, was wir sehen und denken!

Tipp 84

Zugegeben, es ist schwer. Wir sind zu dick und sollen uns schön finden ... Meist ist das Gegenteil der Fall: Der Spiegel wirft uns ein Bild zurück, das uns nicht gefällt, uns nicht gefallen kann. Wir lehnen uns, wenn wir sehr übergewichtig sind, in Bausch und Bogen ab, wir nehmen nur noch eine Silhouette wahr, keine Details mehr.

Doch genau darauf kommt es mir an und sollte es Ihnen ankommen: auf die Details. Achten Sie auf die Kleinigkeiten – sie werden Sie glücklicher, in jedem Fall aber gelassener stimmen. Klar, Sie sind zu dick (sonst würden Sie vermutlich dieses Buch nicht lesen), aber deshalb sind Sie noch lange nicht hässlich. Sehen Sie sich offen, bewusst und ohne Abneigung an im Spiegel und konzentrieren Sie sich auf Ihr Gesicht. Sind Ihre Augen nicht wunderschön? Oder Ihr glänzendes Haar? Oder die Haut, die – Dank des Unterfetts – schön glatt und rosig aussieht? Sind Ihre Lippen nicht schön geschwungen und voll? Und Ihre Wimpern nicht seidig und lang? Haben Ihre Augenbrauen nicht den perfekten Schwung? Und sind die Sommersprossen nicht herzig? Es ist unmöglich, dass Sie all diese Fragen mit *nein* beantworten, denn jeder Mensch hat Schönes an sich, man muss nur genau hinsehen und die Schönheit und das Besondere auch wahrnehmen und wahrnehmen wollen. Um diese Schönheit wie einen kleinen Schatz im Herzen zu tragen.

Lassen Sie Ihren Blick nun weiterwandern. Haben Sie nicht elegante Hände? Und einen schönen Gang (trotz zu viel Gewicht?). Sind Ihre Kurven nicht auch toll? Und Ihre kleinen Prinzessinnen-Füßchen? Sehen Sie? Den Rest bekommen Sie auch hin – wichtig für den Anfang ist, sich nicht rundum furchtbar zu finden, sondern sich anzunehmen. Und zwar im Guten und Gütigen, mit viel Liebe und Achtung für sich selbst. Das wäre schon mal ein guter Start. Versuchen Sie es! Denn wir sind, was wir denken! Das hat mit der Kraft und Macht von Gedanken zu tun, und darauf sollten und dürfen Sie vertrauen.

Tipp 85 — Make-up lässt Ihren Typ strahlen!

Auch als (noch) dicker Mensch sollte man auf sein Äußeres achten, vielleicht sogar noch einen Tick mehr als es *die Anderen* tun, weil man sonst hören oder es in den Gesichtern der Mitmenschen lesen kann: *Die ist dick, lässt sich rundum gehen und macht nichts auch sich.* Solche laut oder stumm geäußerten Statements braucht niemand – also kleiden wir uns gut und schminken uns typ-gerecht. Nur, was heißt denn *dem Typ gerecht werden?*

Zunächst sollten Sie klären, ob Sie eher der sportliche oder der weibliche Typ sind. Gehören Sie zur ersten Kategorie, genügen eine getönte Tagescreme für einen frischeren Teint, Wimperntusche, Gloss und ein Hauch Creme-Rouge. Das sieht natürlich aus, und mehr muss es nicht sein. Sind Sie eher eine Lady, dann mögen Sie sicherlich ein aufwändigeres Make-up. Hier darf es also von allem ein wenig mehr sein (siehe unten). Dicke Menschen haben natürlich auch physiognomische Besonderheiten, die man beachten muss. So hat, wer übergewichtig ist, meist ein runderes Gesicht und fülligere Wangenbäckchen – das sollte die Schminktechnik berücksichtigen.

Gehen Sie so vor: Im Sommer eine leichte Pflege auftragen, im Winter eine fetthaltigere; warten, bis das Produkt eingezogen ist, dann geht es weiter. Nehmen Sie ein leicht deckendes Make-up, da übergewichtige Menschen zu mehr Röte im Gesicht neigen. Direkt unter die Wangenknochen in diagonalen Streifen und auf das Kinn ein wenig Rouge geben – beides verschmälert das Gesicht optisch. Mit einem Hauch Puder abmattieren. Wichtig ist auch, dass der Schwung der Augenbrauen gut und deutlich hervorgehoben wird – die Augenbrauen wirken wie ein *Rahmen* und geben dem Gesicht Kontur.

Betonen Sie nun das, was an Ihrem Gesicht besonders schön ist. Sind es die Augen, dann akzentuieren Sie sie mit Lidschatten und kräftiger Wimperntusche, ist es der Mund, dann malen Sie diesen Hingucker besonders sorgfältig mit Konturenstift und Lippenstift aus. Experimentieren Sie vor dem Spiegel mit den Farben – Sie werden sehen, das macht Spaß! Außerdem: Übung macht den Meister – und bald schon wird Ihnen die tägliche Verschönerungsaktion zur (geliebten) Routine.

Und noch ein Hinweis: Längere Haare lassen runde Gesichter länglicher und ovaler erscheinen. Voluminöse Kurzhaar- oder Halblanghaar-Dauerwellenfrisuren hingegen betonen das Rundliche eher ungünstig. Eine gute Möglichkeit, das Gesicht länger wirken zu lassen, ist auch ein gestufter Schnitt mit viel Volumen am Oberkopf und ebenso viel Volumen an den Seiten.

Sollten Sie unsicher sein, was zu Ihnen passt und was nicht, hilft sicherlich eine Beratung bei einer guten Kosmetikerin, einem Friseur oder einem Profi-Visagisten. Informieren Sie sich aber vorher eingehend, wer einen guten Ruf hat, denn auch hier tummeln sich jede Menge Leute, die von nichts Ahnung haben, außer davon, wie man den Kunden ihr Geld aus der Tasche zieht.

Schuhe für einen guten Auftritt

Tipp 86

Sie sind noch ein Stück weit entfernt von Ihrem Zielgewicht und haben noch reichlich Pfunde zu verlieren? Dann muss ich Ihnen nicht erklären, was es mit dem Thema Schuhe & Übergewicht auf sich hat. Sie kennen sich aus, alle anderen nicht. Wer sich niemals in die Welt der Dicken verirrt hat, wundert sich naiv: Nanu? Warum soll es denn da ein Problem geben?

Tja, wenn es nur *eines* gäbe … Doch als Übergewichtiger ist man mit einer ganzen Reihe von Problemen konfrontiert, wenn es darum geht, die richtigen Schuhe für jeden Anlass zu finden. Dieses Vorhaben ist mindestens ebenso schwierig wie schöne und gut sitzende Kleidung zu entdecken. Zunächst: Was muss ein Schuh können, der alltagstauglich ist und viel Gewicht tragen soll? Eine ganze Menge! Er muss schick genug sein, um ihn auch im Büro tragen zu können, er muss bequem sein, er darf keinen zu hohen, aber auch keinen zu niedrigen Absatz haben, und er muss ein gutes und natürlich geformtes Fußbett haben, da die meisten Übergewichtigen Fußprobleme haben. Stiefel dürfen nicht zu hoch sein, da man sie sonst nicht zu bekommt, und Sportschuhe brauchen eine besonders gute Dämpfung. Bei passenden Abendschuhen wird die Auswahl besonders schwierig, da kein übergewichtiger Mensch auf Pfennigabsätzen, in filigranen Riemchensandalen oder auf High Heels laufen kann. Ich erinnere mich mit Schrecken an früher, als ich regelmäßig Messen besuchen, also den ganzen Tag über stehen und gehen musste. So dick wie ich damals war, bedeutete dies eine echte Prüfung. Ganz abgesehen davon, dass ich eine Menge spezieller *Messe-Schuhe* kaufte, die jedoch allesamt binnen kurzer Zeit versagten.

Am besten fährt man, wenn man sich in einem guten Fachgeschäft beraten lässt. Hier sollten Sie sich, wenn Sie (noch) dick sind, eine überschaubare, aber qualitativ gute Schuh-Grundausstattung zulegen. Lieber weniger Schuhe, dafür aber welche, die wirklich passen und Ihre Füße nicht quälen. Zur Grundausstattung gehören zwei Paar Pumps fürs Büro. Ihr Absatz sollte nicht höher als 5 cm sein, da die Fußgelenke sonst über die Maßen strapaziert werden, aber auch nicht viel niedriger, sonst *watschelt* man. Dazu kommen ein Paar Sneaker für die Freizeit, stabile Sportschuhe für die Walking-Runden und ein Paar robuste Stiefel für den Winter. Prima Weitschaft-Stiefel gibt es übrigens unter www.rubens-woman-shop.de und www.curvesstyle.com. Mittlerweile führen aber auch die meisten Versandhäuser Weitschaft-Stiefel und bequeme Schuhe verschiedener Hersteller wie Gabor, Ara, Paul Green, Ecco, Kaiser, Tamaris und vieler anderer mehr.

Dessous? Kommt darauf an!

Tipp 87

Hand auf's Herz: Sehen Dessous an dicken Körpern wirklich sexy aus? Meine Meinung: Nein! Raffinierte Dessous oder gar erotische Reizwäsche wirken eigentlich nur an schlanken Körpern – alles andere kann leicht in peinlichen Situationen enden. Wer noch sehr viel mehr Gewicht auf den Rippen hat, als er/sie möchte, ist mit *solider* Unterwäsche gut beraten. Das muss nicht bedeuten, auf Großmutters *Zelte* zurückzugreifen. Es gibt heute schöne, schlichte Unterwäsche, die eine sehr gute Passform auch in großen Größen hat.

Ein Besuch in einem Miederwaren-Fachgeschäft lohnt sich in jedem Fall. Die Verkäuferinnen dort sind – jedenfalls meistens – sehr viel besser geschult als ihre Kolleginnen in Kaufhäusern. Außerdem kennen sie sich aus, welchen Spezial-BH zum Beispiel Frauen mit großer Oberweite brauchen. Die Schwerkraft ist schon schlimm genug, da will man nicht noch mit billigem Material und schlechtem Sitz der Wäsche zusätzlich einen schlechten Eindruck hinterlassen! Ich bin, als ich selbst noch sehr dick war, oft in solchen Läden gewesen und war immer zufrieden mit Beratung, Service und Angebot.

Wenn Sie freilich wissen, was Sie wollen und kaum Beratung brauchen, werden Sie natürlich auch woanders fündig. Viele Versand- und Kaufhäuser sind heute gut sortiert, was XL-Unterwäsche betrifft. Es lohnt sich auch, im Internet zu stöbern, wo man mittlerweile zahlreiche Spezialisten für schöne Dessous findet.

Hier ein paar Adressen von vielen für Sie:

www.dessous-xxl.com
www.enamora.de
www.nicetomeetyou.de
www.meyer-versand.de
www.happy-size.de
www.bonprix.de

Tipp 88

Mode & Make-up: Weniger ist mehr

Wer übergewichtig bis dick ist, sollte einen Grundsatz beherzigen, wenn es um Kleidung und Schminke geht: Weniger ist – immer! – mehr. Es sei denn, jemand hat die Absicht, zur Lachnummer zu werden oder Zirkuspferd zu spielen. Für den Alltag bedeutet dies *weniger*: Lassen Sie die Finger von allem, was zu viel des Guten ist oder aufträgt. Das heißt: keine Rüschen, kein Glitzer, wenig Applikationen, kein Lagen-Look, keine Ballonröcke, nichts Gerafftes oder Asymmetrisches, keine grellen Farben. Einfach schlicht, einfach edel – mehr muss es nicht sein. Lieber nur wenige Stücke im Schrank haben, die dann aber richtig klasse und untereinander kombinierbar sind als vieles andere Kunterbunte, womöglich schnell gekaufter Ramsch, an dem man sich genauso schnell absieht.

Am sichersten fahren Sie, wenn Sie in puncto Mode und Make-up einige Grundregeln beachten:

• Ziehen Sie prinzipiell nur Kleidung an, in der Sie sich wirklich wohl fühlen. Nur so wirken Sie selbstsicher und – vor allem – authentisch (also nicht *verkleidet*). Wenn Sie kein Vamp-Typ, aber als solcher gekleidet sind, sieht man Ihnen das an, und das ist eher peinlich. Dasselbe gilt für Make-up. Schminken

Sie sich Ihrem Typ gerecht, seien Sie in diesem Punkt kritisch. Wer Steffi Graf ist, aber nach Lady Gaga aussieht, wird nicht nur bei sich selbst Unbehagen auslösen.

- Achten Sie auf locker, aber gut sitzende Kleidung. *Schlabber-Look* sieht so aus wie das Wort befürchten lässt: schlampig und alles andere als lässig – was jedoch dieser *Look* erreichen soll.

- Schwarz ist, wenn Sie diese Farbe nicht ausschließlich tragen, immer eine Option. Eine gute Figur machen zum Beispiel durchgehendes Schwarz wie Rock/Hose und Top in Schwarz – den farblichen Kontrast setzen Sie mit einer Weste oder Jacke.

- Absolut tabu sind, wenn man dick ist: Stretch- und Jersey-Materialien, Mini-Röcke und -Kleider, Hotpants, Bikinis, Querstreifen, Muster wie Blumen, Grafisches, Tupfen, Karo, Empire-Kleider und Hüfthosen.

- Empfehlenswert und vorteilhaft hingegen sind: V-Ausschnitte, A-Formen, knie- und wadenlange Röcke, gerade geschnittene Hosen, schmale Gürtel und edel-zurückhaltende Accessoires wie Schmuck, Taschen, Schuhe, Handschuhe, Tücher.

- Wenn Sie unsicher sind: Fragen Sie die Menschen in Ihrem Umfeld, die es wirklich gut mit Ihnen meinen. So etwas bedeutet aber auch, dass Sie in der Lage sein sollten, ehrlich geäußerte Kritik einzustecken und sich eine klare Aussage zu Herzen zu nehmen.

Rundum-Pflege tut rundum gut
Tipp 89

Eine besonders boshafte und gemeine Unterstellung lautet, wenn es um übergewichtige Menschen geht: Dicke kommen schneller außer Puste, schwitzen also schneller und riechen somit streng. Das stimmt nur zur Hälfte. Richtig ist, dass übergewichtige Menschen in der Tat meist schneller schwitzen. Das liegt daran, dass der gesamte Organismus durch das höhere Körpergewicht belastet ist und es so bereits bei geringfügiger körperlicher Anstrengung zur Schweißproduktion kommen kann. Das passiert beim Einkaufen ebenso wie beim Treppensteigen. Übermäßiges Schwitzen hat eben etwas mit mangelnder Fitness zu tun. Dieser Teil stimmt also.

Der zweite Teil der Aussage ist jedoch falsch. Wer schwitzt, muss nicht zwangsläufig auch müffeln, um es auf den Kern zu bringen. Ich kenne sehr wenige Übergewichtige, die das tun, und ich kenne mindestens ebenso viele schlanke Menschen, die auch nicht immer nach den Wohlgerüchen Arabiens duften. Ob jemand unangenehm riecht oder nicht, hat nichts mit Dünn oder Dick zu tun, sondern mit *Reinlich* oder *Nachlässig*.

Weil dicke Menschen aber wirklich schneller schwitzen, sollten sie in puncto Körperhygiene besonders penibel sein. Nach der morgendlichen Dusche verwenden Sie lieber einen Deo-Puder, denn der saugt Schweiß besser auf als herkömmliche Deodorants. In die Handtasche gehören standardmäßig Erfrischungstüchlein und Deo-Roller. Wer sich abends – zum Beispiel nach schwülen Sommertagen – schweißgebadet und damit unwohl fühlt, sollte sich eine lauwarme kurze Dusche gönnen. Aber ohne Seife oder Duschgel – das würde die Haut zu sehr austrocknen. Wer am frühen Morgen bereits geduscht hat, kann am Abend nicht *schmutzig* sein, sondern eben nur verschwitzt. Für die Erfrischung und zum Schweiß-Abspülen genügt pures Wasser. Und beachten Sie: Wer im Sommer zu kalt oder zu heiß (!) duscht, wird sehr viel schneller schwitzen, als wenn das Wasser nur lauwarm ist.

Grundsätzlich gilt: Gut gepflegt und wohlduftend geht es sich angenehmer durchs Leben. Wer sich in seiner Haut wohlfühlt, strahlt dies nach außen und wirkt selbstsicher. Allein aus diesem Grund sollten wir alle der Körperpflege das Gewicht beimessen, das sie verdient.

Nicht zu viel auf einmal wollen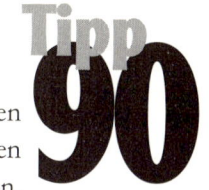

Die Geschichten von übergewichtigen Menschen und ihren häufig im Sande verlaufenden sportlichen Aktivitäten ähneln sich oft wie ein Ei dem anderen. Jahrelang hat man nichts getan, jahrelang haben sich die sportlichen Aktivitäten auf das Schauen von Sportsendungen auf dem Sofa beschränkt, jahrelang hat man Bewegung nur als etwas für andere interpretiert. Und dann, plötzlich, im Zuge einer Umstellung des gesamten Lebensstils, wird klar, dass Bewegung integraler Bestandteil unseres Lebens und Wohlbefindens ist. Man nimmt sich also fest vor, aktiver zu werden – und macht erst einmal alles falsch: Man trainiert zu oft, zu schwer und das Falsche. Man ist einfach übermotiviert und will das Versäumte in Windeseile nachholen – was natürlich gründlich schiefgehen muss.

Nur nicht zu viel auf einmal wollen, lautet die Devise! Nach und nach kann man sich steigern, doch wer sich am Anfang bereits überfordert, wird bald keine Lust mehr auf Sport haben. Das Ergebnis wird daher sein: Abbruch der Aktivitäten. Studien haben ergeben, dass übermotivierte Sportanfänger, aber auch Wiedereinsteiger, bereits innerhalb der ersten Wochen wieder aufhören zu trainieren, wenn sie das Pensum überfordert. Dies sollten Sie demnach tunlichst vermeiden. Wer zehn Jahre lang keinerlei Sport getrieben hat und immer noch übergewichtig ist, darf nur besonders vorsichtig beginnen. Zwei- bis dreimal eine Viertelstunde Gehen um den Block dürften für den Anfang vollkommen ausreichend sein. Dazu geht noch eventuell ein- bis zweimal leichtes Hantel-Training pro Woche, um die schwachen Muskeln zu stimulieren und zu stärken, und das genügt. Wer unsicher ist oder bereits erhebliche gesundheitliche Probleme hat, sollte vor dem Sportbeginn einen Arzt um Beratung bitten. Auch Fitness-Studios bieten Gesundheits-Checks an – aber hier sollten Sie sehr kritisch hinschauen, da sich in diesem Bereich viele schwarze Schafe mit *gediegener Halbbildung* tummeln.

Grundregel Nummer eins lautet zum Start in die neue *Bewegungsära:* sich kritisch selbst analysieren und Potenzial sowie Vorlieben realistisch einschätzen. Wie steht es mit der Kondition? Welcher Sport kommt für mich überhaupt in Frage? Was könnte mir Freude bereiten? Was ganz gewiss nicht? Wieviel Zeit und Geld kann/möchte ich in eine Sportart investieren? Soll es eine Single- oder Gruppen-Sportart sein? Wenn diese Fragen geklärt sind, ist ein Plan aufzustellen, an den man sich dann auch akribisch hält. Dabei muss es zugehen wie in der Schule – Schwänzen gilt nicht. Ausreden gelten auch nicht.

Wer die Notwendigkeit von regelmäßiger Bewegung einsieht, hat schon viel erreicht. Die Art des Sports, Intensität und Häufigkeit des Trainings müssen dann an die individuelle Belastbarkeit angepasst werden. Ist das geschehen, wird man auch dauerhafte und steigende Freude an der Bewegung verspüren. Und eines Tages *ohne* gar nicht mehr auskommen. Damit wäre dann gewissermaßen der Idealzustand erreicht.

Tipp 91 — Was lässt uns jünger aussehen?

Welche Faktoren sind überhaupt für die Wahrnehmung unseres Aussehens und Alters durch andere zuständig? Warum wird der eine, obwohl schlank und agil, älter geschätzt als der andere, der mollig und weniger drahtig ist? Oder umgekehrt? Weil die Frage, wie alt oder jung wir auf andere wirken, von vielen einzelnen Komponenten abhängt, die wiederum ein Gesamtbild ergeben. Wie sieht unsere Haut aus? Schlaff, straff, Sonnenstudio-gebräunt, blass, rein, picklig, schwammig, fett glänzend, fein? Und unsere Haare? Speckig, füllig, seidig, strohig, dünn, strähnig, schütter, grau oder in einer schönen Farbe (ob echt oder mit Nachhilfe) schimmernd? Wie sieht es mit unseren Bewegungen aus? Sind sie agil, dynamisch, matt, unsicher, schleppend, federnd, energisch, müde, langsam, flott, träge? Und was signalisiert unser Gesichtsausdruck? Intelligenz, Interesse, Charisma, Charme, Stumpfsinn, Desinteresse, Beschränktheit, geistige Wendigkeit, Witz, Humorlosigkeit, Müdigkeit? All diese Faktoren übermitteln dem Gegenüber verhältnismäßig rasch einen Eindruck von *jung* oder *alt* – das biologische Alter ist in diesem Zusammenhang von eher geringer Bedeutung. Ein träger, müder, übergewichtiger, reduziert denkender und lebender 30-Jähriger kann somit älter erscheinen als eine lebhafte, intelligente, lebenslustige, gut erhaltene 50-Jährige.

Das Gewicht beeinflusst natürlich auch, wie wir auf andere wirken. Zunächst die gute Nachricht: Wer ein paar Kilos zu viel auf den Rippen hat, wird, vor allem ab 40, besser aussehen. Ein mäßiges Unterhautfettgewebe lässt die Haut praller und rosiger aussehen. Die schlechte Nachricht dazu ist, dass ein *Zuviel des Guten* hingegen recht schnell ins Gegenteil umschlagen kann. Wer zu dick ist, wird zwar im Gesicht weniger Falten haben, aber die Gesamterscheinung wird geprägt sein von eingeschränkter Beweglichkeit, müdem Gang und mitunter resigniert-freudlosen Gesichtszügen, und das alles programmiert das Gesamtbild auf *älter*.

Wir können unser jugendliches Aussehen unabhängig vom wirklichen Alter aktiv beeinflussen. Positiv sind: wenig Alkohol, ein mäßiges Übergewicht, kein Nikotin, wenig UV-Strahlung, keine Sonnenstudio-Sitzungen, eine gesunde, abwechslungsreiche, mediterran akzentuierte Ernährung und regelmäßige Bewegung. Übrigens: Man hat herausgefunden, dass vor allem Golfer, Segler und Tennisspieler im Laufe ihrer Jahre älter aussehen, weil sie sich stundenlang bei hoher UV-Strahlung im Freien aufhalten.

Außerdem: Wer glücklich ist im Leben, sieht auch jünger aus. Darum: Don't worry, be happy!

Frühsport oder Spätsport?

Abnehmpäpste und Bewegungsgurus haben vielfach etwas von Missionaren oder Ideologen an sich. Sie vertreten ihre Meinung – und nur diese gilt. Nun gibt es Meinungen wie Sand am Meer, wenn es um das Thema Abnehmen geht. Morgens essen, abends essen? Jeder will hier derjenige sein, der die einzig wahre Botschaft verkündet – dabei ist es ganz einfach. Entscheidend in dieser Fragestellung ist schlicht die Energiebilanz insgesamt. Wer mehr Energie verbraucht, als er zu sich nimmt, verliert Gewicht. Wird dieses Gesetz unterstützt durch eine gesunde Ernährung und regelmäßige Bewegung, wird man sicherlich abnehmen. Am besten zum Abnehmen geeignet sind Ausdauersportarten wie Nordic Walking, Laufen, Radfahren und Schwimmen – die Belastung sollte dabei möglichst länger als 20 Minuten andauern.

Wissenschaftler haben herausgefunden, dass der Fettabbau optimal funktioniert, wenn auf nüchternen Magen trainiert und erst eine Stunde nach dem Sport gegessen wird. So könne der Körper die eigenen Energiereserven mobilisieren, außerdem würde der Stoffwechsel für den gesamten Tag gepusht. Das mag stimmen, aber dennoch gibt es auch in puncto Sport die sonst ebenso geläufigen Unterschiede zwischen *Lerche* und *Eule*. Die einen sind fit am Morgen – für diese ist ein sportlicher Start in den Tag eine gute Sache. Die anderen sind – so wie ich – absolute Morgenmuffel, die erst gegen Mittag zu ihrer vollen Leistung auflaufen. Was soll es da bringen, sich am Morgen abzuquälen? Selbst am Wochenende kann diese Spezies erst am Nachmittag mit ihrem Workout anfangen, vorher ist sie einfach zu matt und antriebslos. Ich selbst habe immer erst nach der Arbeit am Abend mein Bewegungsprogramm absolviert: Walking im Park, Gymnastik, bescheidenes Muskeltraining – und gute Erfolge damit gehabt. Wichtig ist, dass man überhaupt Sport treibt, denn dieser ist der ideale Begleiter in der Abnehm- und Stabilisierungsphase.

Nur mit Sport allein wird man übrigens kaum abnehmen können. Sport dient vielem. Er stählt die Muskeln, kräftigt die Kondition, ist gut für das Immunsystem, stärkt das Herz-Kreislauf-System, macht gute Laune und bessert den Cholesterinspiegel, allesamt wunderbare Effekte auf Körper und Seele. Da Sportler jedoch gleichzeitig auch mehr essen, hält sich der Gewichtsverlust selbst bei viel Sport in Maßen. Den Unterschied macht einzig die Ernährung.

Muskelturbo für die Fettverbrennung

Tipp 93

Wer abnehmen will, flankiert dies mit sportlicher Aktivität. Ausdauertraining ist gut für die Fettverbrennung, aber auch der Aufbau von Muskeln darf nicht außer Acht gelassen werden. Am besten bauen Sie Ihren Trainingsplan so auf, dass von allem etwas dabei ist. Denn: Je mehr Muskelmasse ein Mensch hat, desto besser für die Fettverbrennung. Und: Muskeln erhöhen den Grundumsatz. Mit anderen Worten: Wer Muskeln hat, kann auch mehr essen, ohne gleich zuzunehmen. Wer keine Muskeln hat oder sie vollkommen vernachlässigt, dessen Grundumsatz sinkt im schlechtesten Fall immer weiter – dieser Mensch nimmt dann, im Umkehrschluss, schneller zu, obwohl er immer weniger isst. Muskeln sind daher in jedem Fall erstrebenswert, ganz abgesehen davon, dass sie Männer wie Frauen sexy und attraktiv aussehen lassen. Außerdem stärken sie uns, wenn wir älter werden.

Wer bisher wenig Sport betrieben hat und nun beginnt, konsequent seine Muskeln wieder zu beanspruchen, kann dies sogar an einer Zunahme des Körpergewichts erkennen. Das ist ganz normal, da Muskulatur aufgebaut und Fett abgebaut wird. Kein Grund also zur Panik. Muskeln wiegen einfach mehr als Fett. Anfänger sollten mit dem Muskeltraining nicht übertreiben. Zwei

Male in der Woche genügen, um die Muskeln zu stimulieren. Was für wen ideal geeignet ist, muss jeder für sich herausfinden – am besten fragen Sie einen Fitness-Trainer. Dieser wird normalerweise einen Test durchführen, ehe er ein Programm für Sie zusammenstellt, einfach nur, um sicher zu sein, dass Sie nicht überfordert werden. So würden Sie nämlich nicht nur schnell den Spaß am Sport verlieren, sondern sich unter Umständen sogar schaden. Anfänger sollten darüber hinaus mindestens zweimal die Woche ein moderates Ausdauertraining durchführen. Ideal sind Walking und Schwimmen, denn diese Sportarten schonen die Gelenke. Achten Sie auf die für Sie richtige Herzfrequenz (das kann Ihnen der Fitnesstrainer sagen) und berücksichtigen Sie die für den Fettabbau wichtige Formel: lieber langsamer, dafür länger.

Die gute Nachricht: Muskeln lassen sich bei richtigem Training und konsequentem Plan verhältnismäßig rasch aufbauen. Bereits nach rund acht Wochen kann man – bei zwei Trainingseinheiten pro Woche – etwa ein Kilo Muskelmasse zulegen. Frauen müssen übrigens keine Angst vor *Muskelbergen* haben. Wer zweimal in der Woche mit ganz normalen Gewichten trainiert, wird seine Muskeln nur definieren, sich aber nicht gleich zur Miss Universum entwickeln.

Tipp 94 Sport nach Geschmack

Missionare sind keine angenehme Sorte Mensch. Sie versuchen, andere von dem zu überzeugen, was ihnen selbst Freude bereitet oder was sie als das Nonplusultra erachten. Und: Missionare mischen sich überall ein, reden überall mit – auch ungefragt. Wenn ein Missionar also leidenschaftlich joggt, meint er, andere überreden zu müssen, dasselbe zu tun. Ungeachtet der Tatsache, dass der Freund oder die Freundin nicht über Statur und Leistungsfähigkeit verfügt, die man für eine solche Sportart braucht, geschweige denn Freude daran hat. Am meisten stört mich an diesen Menschen der nahezu militante Eifer. Sensibilität ist für diese Menschen ein Fremdwort.

Dieses Verhalten ist auch bei den Sport- und Diätgurus unserer Zeit zu beobachten. Bestimmte Programme werden wie große Heilsversprechungen über alle Köpfe gestülpt. Nur wer erfolgreich mitmacht, ist Sieger. Wenn jemand abbricht, hat er selbst Schuld und ist ein Verlierer. Dass es aber gerade die Programme selbst sind, die ganz viele zum *Versagen* bringen, wird nicht verstanden. Für uns alle gilt demnach zum Selbstschutz: Machen Sie einen großen Bogen um solche Menschen und ihre Botschaften. Horchen Sie stattdessen in sich hinein, was Ihnen persönlich am leichtesten fällt und woran Sie am meisten Spaß haben. Und lesen Sie Ratgeber (auch diesen hier) kritisch und picken sich nur das heraus, was tatsächlich auf Sie zutrifft.

Beispiel: Als ich noch sehr dick war (wie gesagt: Ich wog vor etlichen Jahren knapp 130 Kilo) hatte ich verständlicherweise überhaupt keine Freude an Fortbewegung. Spaziergänge waren eine Qual, Schwimmen auch, weil ich den Eindruck hatte, von allen angestarrt zu werden, und selbst Fahrradfahren war sehr mühsam, weil ich einfach zu langsam vorankam und keinerlei Kondition hatte. Heute (ich bin mittlerweile 53 Jahre alt und wiege 69 Kilo) habe ich eine Kondition wie nie zuvor. Ich kann auf Berge steigen, gehe wieder schwimmen (aber nur im Sommer am See) und drei- bis viermal in der Woche walke ich im nahen Stadtpark. Schon früh habe ich gemerkt, dass die Bewegung an der frischen Luft genau *mein Ding* ist. Ich freue mich an allen Jahreszeiten und genieße vor allem die abendlichen Stunden zwischen Tag und Dämmerung, wenn ich meine Runden gehe. Diese Zeit gehört mir allein, ich kann den Alltag abstreifen und über ·Gott und die Welt nachdenken. Übrigens brauche ich zu dieser Bewegung keine Musik. Ich lausche den Vögeln, dem Rauschen der Bäume und dem Plätschern des Flüsschens, das durch den Park fließt – das stimmt mich ruhiger und wohliger als jede

Musik. Woran ich auch große Freude habe, ist das gemäßigte Bergwandern – inzwischen schaffe ich wieder Wanderungen mit 1000 Höhenmetern Unterschied und Sieben-Stunden-Touren. Vor wenigen Jahren war das noch absolut undenkbar. Weil mir das Wandern in den Bergen Spaß macht, meistere ich auch die Mühen lockerer. Außerdem macht Höhenluft schlank. Das ist kein Witz! Wer sich im Hochgebirge aufhält, verbraucht mehr Kalorien.

Mein Mann ist sehr fürsorglich, auch was meine sportlichen Aktivitäten betrifft. Er möchte sie mir so angenehm wie möglich gestalten und treibt außerdem selbst gerne Sport. So hat er in unserem Keller einen Fitness-Raum eingerichtet, in dem sich alle Geräte befinden, die man braucht, um sich fit zu halten: einen Crosstrainer und ein Rudergerät für die Ausdauer, Hanteln, Gymnastikball, Teraband etc. für Muskeltraining und Gymnastik. Neuerdings haben wir noch ein Wii-Gerät. Hier handelt es sich um eine Spielkonsole mit einem Balanceboard, mit dessen Trainingsprogrammen (von Yoga bis Krafttraining) man spielerisch die Kondition steigern kann. Sie sehen, es ist alles da, was man für ein sinnvolles Trainingsprogramm braucht, und dennoch zieht es mich primär nach draußen, bei jedem Wetter und zu jeder Tageszeit. So gebe ich diesem *Drang* auch nach, weil das kein *Muss* für mich ist. Für den Erfolg der sportlichen Aktivitäten ist der Spaßfaktor nicht zu unterschätzen. Nur wer wirklich Freude hat an dem, was er tut, wird es schließlich gerne und gut tun.

Tipp 95 Mäßig, aber regelmäßig

Bewegung bedeutet Vitalität, Lebensfreude und Energie. Sagt sich so leicht, nicht wahr? Doch am Anfang der Bemühungen stehen oft ganz andere, weit weniger positive Ereignisse, denn wer lange keinen Sport getrieben hat, hat vor allem eines: Unlust. Dazu kommt, dass nach langen Pausen Sport besonders schwerfällt. Wer dann noch übergewichtig ist, tut sich – im Wortsinn – besonders schwer mit der Motivation, zumal nicht jede Sportart möglich und für die Gesundheit förderlich ist.

Was ist empfehlenswert, was weniger? Wer sehr schwer ist, sollte sich auf wenige Sportarten beschränken (immer in Rücksprache mit dem Arzt!). Gemäßigtes Walking ist gut, ebenso Schwimmen und Radfahren. In der Phase des Abnehmens sollte man die Trainingseinheiten ebenso wie die Anforderungen nur langsam erhöhen und neben der Ausdauer auch die Muskeln trainieren. Denn Muskeln verbrennen am meisten Fett. Nach einiger Zeit werden Sie bemerken, dass Kraft und Ausdauer zunehmen. Das verhilft zu ersten Erfolgserlebnissen, und das ist gleichbedeutend mit zunehmender Freude an der Bewegung, weil sie so viel leichter fällt.

Der Grundsatz für jegliche sportliche Aktivität lautet übrigens: Lieber mäßig, dafür regelmäßig. Lieber mit leichteren Gewichten beim Muskelaufbau hantieren, dafür konstant dreimal in der Woche – das bringt mehr unterm Strich als einmal mit schweren Gewichten trainieren. Gleiches gilt für den Ausdauersport. Lieber Leistungs-Pegel und -Tempo herunterschrauben, dafür länger und häufiger in den Park oder ins Schwimmbad gehen.

Und wenn der innere Schweinehund mal wieder besonders aufmüpfig ist, denken Sie an all die positiven Effekte, die Bewegung mit sich bringt: Der gesamte Organismus wird beim Sport mit mehr Sauerstoff versorgt, die Durchblutung wird so verbessert, der Stoffwechsel angekurbelt. Besonders bei Bewegung an der frischen Luft werden nachgewiesenerweise Glücks- und Kreativitätshormone frei, die Denk- und Konzentrationsleistung wird ebenso gesteigert wie die gute Laune. Außerdem wird Stress abgebaut. Sie entspannen sich und fühlen sich besser. Und schließlich: Sport macht mobil, beweglicher und – mit der Zeit – attraktiver und weniger anfällig für Infekte. Außerdem stärkt Sport das natürliche Körpergefühl und schützt vor vorzeitiger Alterung. Der vielleicht beste Nebeneffekt: Nach dem

Sport ist man zwar durstig, aber selten hungrig. Nutzen Sie diese natürliche Essbremse.

Tipp 96 — Top-Figur in Rekordzeit?

Unser Problem ist, wenn es um Sport geht, die verfügbare Zeit. Für manchen ist *Zeit* freilich eine bequeme Ausrede, für viele von uns allerdings nicht. Wer eine Vollzeit-Arbeit hat, zwei kleine Kinder und ein Haus mit Garten, dürfte ernsthafte Schwierigkeiten haben, sich die notwendigen wöchentlichen Sporteinheiten aus dem ausgelasteten Zeitplan zu holen. Außerdem sind wir alle Menschen, die irgendwann einfach nur unsere Ruhe haben wollen.

Gibt es nun für jene, die trotz Mangel an Zeit mit möglichst wenig Aufwand ihre Wunschfigur erreichen und fitter werden wollen, eine Lösung? Es scheint so. Power Plate heißt das magische *Geheimnis*. Was das Gerät vollbringen soll, grenzt fast schon an ein mittleres Wunder. Alles klingt zu schön, um wahr zu sein: Man stellt sich einfach auf das Power Plate, wird heftig durchgeschüttelt, und – schwupps! – ist der Körper in Bälde fitter, schlanker, schöner, straffer. Und das alles bei einem Zeitaufwand von zweimal zehn Minuten in der Woche.

Also ab sofort kein stundenlanges, schweißtreibendes Workout mehr? Ja und nein, denn Ausdauer-Training ersetzt das Power Plate logischerweise nicht. Dennoch scheint das Gerät zu funktionieren. Durch die so genannte Vibrationstechnik, also multidimensionale Schwingungen, können bis zu 50 Muskelreflexe in der Sekunde erzeugt werden, durch die nahezu alle Muskeln im Körper aktiviert und trainiert werden. Experten wie Sportmediziner halten das Gerät für sinnvoll, da die Muskeln Schwerstarbeit leisten müssen, um die Schwingungen auszugleichen. So werden positive Ergebnisse erreicht wie Verbesserung von Kraft, Beweglichkeit, Knochendichte und Körperhaltung. Fett wird langsam abgebaut, Muskeln werden aufgebaut. Allerdings sollte man die intensive Wirkung des Trainings nicht unterschätzen – das vermeintlich lockere Durchschütteln entpuppt sich als anstrengend. Es kann durchaus zu Muskelkater führen. Deshalb sollte man auch nicht öfter als zweimal in der Woche die empfohlenen zehn Minuten trainieren.

Power-Plate-Training kann man in vielen Städten durchführen (siehe unter www.powerplate.de). Wichtig ist, dem Coach gegenüber von Anfang an sein persönliches Ziel klarzumachen, das man erreichen möchte. Soll es lediglich mehr Fitness sein oder eine straffere Figur, stärkere Muskeln oder doch lieber eine Bikini-Figur? Selbstverständlich kann man ein solches Gerät auch für zu Hause erstehen, aber es ist teuer (etwa 3000 Euro aufwärts) und braucht Platz. Wer sich dennoch dafür entscheidet, dem hilft ein Personal Trainer des Herstellers bei den ersten Übungen. Das ist auch gut so, da dies von vornherein Anwendungsfehler ausschließen, in jedem Fall aber minimieren kann. Und das ist wichtig, denn wer falsch trainiert, riskiert durch die starken Vibrationen womöglich Gelenkschäden, Schwindelgefühle oder Kopfschmerzen.

Let's dance!

Tipp 97

Es gibt Menschen, für die Sport – gleichgültig welcher – Mühe, Arbeit und Qual bedeutet, also nichts, was Spaß macht, im Gegenteil. Diese Spezies interpretiert Sport als muffige und wenig Freude fördernde *Leibeserziehung,* was in der Tat nicht gerade optimistisch und vielversprechend klingt. Wie wäre es für solche *harten Fälle* mit Tanzen? Tanzen kann jeder lernen, ob jung oder alt. Und es macht Spaß. Man muss allerdings auch hier ein paar Regeln beachten. Wer schon älter oder immer noch sehr übergewichtig ist, sollte sich einen Kurs mit langsamen Tanzarten aussuchen. Weil das Tempo sehr unterschiedlich ausfallen kann, sollten auch Menschen, die Gelenk- oder Herz-Kreislauf-Probleme haben, langsame Rhythmen bevorzugen. Tanzkurse jeglicher Art und für jeden Geschmack werden mittlerweile für alle Altersklassen angeboten, auch an kleineren Orten. Ein guter Nebeneffekt zusätzlich zum Abnehmen: Man kann im Tanzkurs auch Anschluss finden.

Wer Tanzen statt Sport betreibt, sollte es aber auch regelmäßig tun, das heißt, wie bei jeder anderen Sportart mindestens zweimal in der Woche trainieren. Das Gute am Tanzen: Es ist ein Ganzkörper-Training, das, wenn es richtig betrieben wird, ganz ordentlich Kalorien verbrennt und die Fitness steigert. Außerdem fördert Tanzen den Gleichgewichtssinn und die Koordination, kräftigt die Muskulatur und ist abwechslungsreich. Die Musik stimmt fröhlich und Anspannungen werden abgebaut. Tanzen ist so ein idealer Ausgleich für Menschen, die im Job viel Stress ausgesetzt sind. Dies alles sind hervorragende Voraussetzungen dafür, dass Tanzen als Bewegungsersatz für Sportmuffel langfristig Freude bereiten wird.

Seien Sie zu Beginn Ihres ersten Tanzkurses übrigens nicht frustriert, wenn es mit den Schrittfolgen und der Koordination nicht immer gleich klappt. Ich selbst bin eine eher untalentierte Tänzerin, habe aber mit der Zeit gelernt, mich einigermaßen brauchbar übers Parkett zu bewegen. Übung macht auch hier den Meister. Am besten, Sie beginnen mit einfachen Tänzen und steigern sich allmählich. Lassen Sie sich dabei einfach nur von der Musik leiten. Das gelingt Menschen mit einem guten Rhythmusgefühl ganz gut. Auch hier gilt: Langsam vorgehen und anfangs nicht zu viel auf einmal wollen. Erfahrene und pädagogisch geschickte Tanzlehrer wissen, wie man ein Training sinnvoll aufbaut, sodass es auch nach vielen Monaten immer noch Spaß macht.

Auch Bauchtanz ist eine schöne Ergänzung zu Sport, vor allem für Frauen, die ihre Geschmeidigkeit und Beweglichkeit verbessern möchten. Und wer lieber in den eigenen vier Wänden tanzt, der soll das tun. Im Grunde brauchen Sie nur fetzige Musik und ein wenig Platz. Dann können Sie sich nach Herzenslust *free style* bewegen, so wie es Ihnen gefällt. Das verbraucht Kalorien und fördert die Kondition. Beginnen Sie mit zwei Minuten (Sie werden sich wundern, wie außer Atem und schweißgebadet man nach zwei Minuten wildem Tanz sein kann!) und steigern Sie sich langsam so lange, wie es Ihnen Spaß macht. Der *freie Tanz* hat sich übrigens sogar als Tanztherapie innerhalb der Psychotherapie einen Platz ergattert. Man hat eben erkannt, dass diese Art der leichten und freien Bewegung Lebensmut, Selbstbewusstsein, Fröhlichkeit und gute Laune fördert.

Sport macht schlau!

Tipp 98

Dass Sport gut für unser Herz-Kreislauf-System ist sowie immunstimulierend und stimmungsaufhellend wirkt, ist schon seit langem bekannt. Neurowissenschaftler haben ferner entdeckt, dass Sport darüber hinaus schlau macht. Ungewohnte Bewegungsabläufe, überraschende Übungen, komplexes Training und alles Neue fordern das Hirn und fördern damit gleichzeitig Balance, Konzentration, Kreativität und Lernfähigkeit.

Warum dies so ist? Das Prinzip ist einfach: Informationen werden im Gehirn als elektrische Signale über die Synapsen (die Kontaktstellen) weitergegeben, von einem Neuron zum nächsten. Je mehr Synapsen es gibt und je dichter somit die Vernetzung ist, desto besser funktioniert unser Gehirn. Sport kann helfen, unser Gehirn leistungsfähiger zu machen. Das funktioniert besonders gut, wenn die Bewegungsmuster komplex und neu sind und Balance und Motorik herausfordern. Empfehlenswert in diesem Zusammenhang sind Sportarten wie Tanzen, Ballspiele, Gymnastik oder Step-Aerobic.

Wissenschaftler haben ferner herausgefunden, dass auch Ausdauersport gut für unser Gehirn ist. Er fördert durch die bessere Durchblutung des gesamten Organismus vor allem Konzentration, körperliche Aktivität und das Denken im Allgemeinen. Außerdem werden Reaktionsfähigkeit und räumliche

Vorstellung optimiert. Ideal sind Jogging, Walking, Schwimmen, aber auch eher Ungewöhnliches wie Jonglieren. Dies schärft besonders Konzentration und Sinne.

Wer nun meint, seinem Gehirn zuliebe stundenlang trainieren zu müssen, irrt. Dafür reichen täglich bereits kleinere Einheiten, die dafür sorgen, dass mehr Sauerstoff in das Gehirn gepumpt wird. Ein abendlicher zügiger Spaziergang um den Block oder Treppensteigen statt Rolltreppenfahren genügen bereits. Vermeiden sollte man hingegen Bewegungen, die das Gehirn allzu sehr erschüttern.

Tipp 99   Abnehmen spart Sprit

Eine besondere Voraussetzung, um dauerhaft Gewicht zu verlieren, ist immer in Bewegung zu bleiben. Bewegung verschafft uns demnach gleich mehrere Vorteile: Wir nehmen nicht nur ab, sondern fühlen uns besser, tun etwas für unsere Gesundheit und haben außerdem noch ein kostenloses Anti-Aging-Superprodukt. Doch das ist noch lange nicht alles. So ist auf www.abnehmtipps.at Folgendes nachzulesen: Amerikanische Wissenschafter haben errechnet, dass jedes Kilogramm zusätzliches Gewicht das Haushaltsbudget um rund einen Dollar pro Jahr belastet, weil der Benzinverbrauch der Familienkutsche steigt. Übergewicht ist also nicht nur ungesund, sondern macht auch ärmer und trägt zur globalen Erwärmung bei. Wenn das nichts ist!

Was steckt dahinter? Ganz einfach: Ein dicker Mensch sieht sich aufgrund seiner Unbeweglichkeit häufiger gezwungen, das Auto zu bemühen, das Kfz hat mehr zu *schleppen* und verbraucht mehr Benzin als sonst. Wer künftig also vermehrt auf das Auto verzichtet, zu S- oder U-Bahn wechselt, wer eine Station früher aussteigt, um den Rest des Weges zu Fuß zurückzulegen, wer grundsätzlich viel zu Fuß geht, mit dem Fahrrad zur Arbeit oder zum Einkaufen fährt, der tut gleich dreierlei Gutes: Er spart am

Benzin-Budget, er entlastet die Umwelt, und er tut etwas für die körperliche Fitness. Aber denken Sie bitte daran: Das trifft nur zu, wenn die Luft, die Sie einatmen, nicht mit Abgasen verpestet ist – suchen Sie sich immer Schleichwege für die Open-Air-Bewegungseinheiten. Kondition und Abnehmen sollen ja nicht auf den Rest der Gesundheit gehen.

Sie sehen: Wer sich besonders kreativ motiviert, kommt vermutlich weiter im Leben. Und wenn man aus einer Sache nicht nur einen, sondern mehrere Vorteile ziehen kann, ist das besonders attraktiv. Auch Abnehmen.

Bestseller

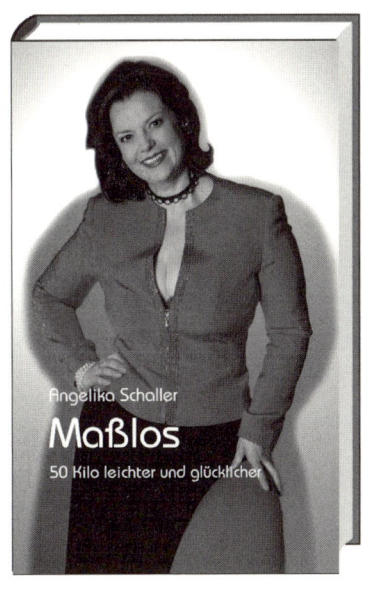

Angelika Schaller
Maßlos

192 Seiten, gebunden
Bookspot Verlag
zahlreiche Abbildungen
im Innenteil
ISBN 978-3-937357-30-0
16,80 €

Maßlos – 50 Kilo leichter und glücklicher ist spannender Erfahrungsbericht und gleichzeitig ein Abnehmratgeber der anderen Art: Hier geht es nicht um bloßes Kalorienzählen oder irgendwelche Diäten. Vielmehr zeigt Angelika Schaller auf, wie sie in den Teufelskreis der Essstörung geraten ist und was passieren musste, damit sie den Kampf mit den zuletzt für sie lebensgefährlichen Pfunden ernsthaft aufnahm. *Maßlos* ist eine wertvolle Hilfe für alle, die nicht nur ein paar Kilo verlieren wollen, sondern einen Weg suchen, der tückischen Fettfalle ein für allemal zu entkommen.

„Die Münchner Medizinjournalistin schrieb über ihre Erfahrungen ein auch für Nicht-Dicke bewegendes und erhellendes Buch." (FÜR SIE, 09/2010)

„Gnadenlos ehrlich erzählt sie, wie es ihr früher erging, ‚als Dicke'." (wellfit, 02/2009)

Bitte beachten Sie die Leseprobe auf den folgenden Seiten!

Einleitung

Diätbücher und Ratgeber zum Thema *Abnehmen* (inklusive Erfolgsgarantien) gibt es wie Sand am Meer. Regelmäßig zum Frühjahr überfluten diese Hochglanzprodukte inflationär den Buchmarkt, getreu dem Motto: *Runter mit dem Winterspeck!* Weniger Fett oder doch lieber weniger Kohlenhydrate? Auf jede Frage finden sich mindestens drei verschiedene Antworten, die sich widersprechen. Dennoch greifen Ratsuchende nach einem dieser Strohhalme, in der Hoffnung, endlich dauerhaft den angefutterten Pfunden zu Leibe zu rücken. Ein immer wiederkehrendes Ritual mit immer wiederkehrendem Ausgang … Dann gibt es jene essayistisch anmutenden Bücher, die sich lustig und aufgeräumt dem Thema *Dicksein und Abnehmen* (und wieder Dicksein) widmen. Diese Büchlein halten sich über viele Wochen in den Charts der meistgelesenen Bücher – man wundert sich. Komisch kann nur der solche Bücher finden, der moderat übergewichtig ist (oder gar nicht), der sich also mit den Autoren identifizieren kann und keinen wirklichen Leidensdruck empfindet. Wer hingegen fünfzig Kilo Übergewicht und mehr mit sich durchs Leben schleppt, dem vergeht angesichts des seichten Geplauders über ein ernstes Thema das Lachen.

Bei Dicken laufen simple *Jetzt-musst-Du-das-tun-um-jenes-zu-bewirken*-Tipps meist ins Leere. Und das hat manch überraschenden Grund. So sind viele Dicke, die ich kenne, durchaus Rebellen, die sich weigern, nach der Pfeife irgendwelcher Autoritäten zu tanzen; Dicke mögen Vorschriften und Kontrolle ebenso wenig wie Gesetze und Paragrafen. Dicke sind aber auch im selben Maße unvernünftig – sie scheren sich (vermeintlich) in den seltensten Fällen um ihre Gesundheit und die Auswirkungen ihrer Ess-Exzesse; man könnte also auch sagen, Dicke sind als Selbstmörder mit Messer und Gabel unterwegs. Und Dicke sind traurig, enttäuscht, unsicher, fühlen sich minderwertig, brauchen ein Übermaß an Liebe und Zuwendung – und füllen all ihre Defizite mit maßlosem Essen. Und, schließlich: Viele Dicke haben schlicht und einfach ein Suchtproblem.

So ist die Frage, ob all diese Bücher wirklich nutzen, im Grunde überflüssig. Man muss sie zumindest dann verneinen, wenn es um wirklich schwer Übergewichtige geht. Dabei würden nützliche Ratgeber geradezu händeringend gebraucht. Denn die Fettsucht verspricht eine der am weitestverbreiteten Krankheiten in den sogenannten Erst-Ländern zu werden. Der Trend hin zu massivem Übergewicht in Europa und den USA spricht eine deutliche Sprache. In Deutschland ist zwischenzeitlich die Hälfte der Bevölkerung übergewichtig, jeder Fünfte ist fettsüchtig. Und noch nie gab es so viele dicke Kinder. Eine makabere Zahl aus den USA mag diesen globalen Trend verdeutlichen: so produzierte ein US-amerikanischer Sarg-Hersteller in den späten 80er Jahren pro Jahr einen sogenannten *Supersarg* (für die Gewichtsklasse bis 320 kg!), heute sind es durchschnittlich 54 im Jahr. Tendenz steigend. Auch in Deutschland und England nimmt die Zahl der Übergewichtigen und schwerst Übergewichtigen stetig zu. Und das, obgleich zahlreiche und so unterschiedliche Diätratgeber wie nie zuvor kursieren, obgleich in nahezu allen Frauenzeitschriften Ausgabe für Ausgabe Diäthinweise gegeben werden und obgleich die Weight Watcher®-Filialen (samt fettarmer Produkte) Hochkonjunktur haben. Sie, liebe Leserinnen und Leser, kennen – ebenso wie ich selbst – das Versagen der Diäten am eigenen Leib. Und Sie kennen vielfach auch die Ursachen, ohne, dass Ihnen dieses Wissen wirklich weiterhülfe.

Was also läuft hier schief?

Eine Erklärung mag sein: Diätratgeber werden in der Regel geschrieben von Ernährungsexperten, Psychologen, Ärzten und Journalisten. Das Problematische: nicht an der Expertise dieser Autoren ist zu zweifeln, sondern an ihrer Authentizität. Und zwar deshalb, weil diese Autoren nie (oder nur in Ausnahmefällen) selbst je in einer *wirklich dicken Haut* gesteckt haben. Sie schreiben also von etwas, was sie am eigenen Leib nie erfahren haben. Sie stützen sich auf pure Theorie, und das ist die Crux. Das wäre in etwa so, als wollte ein Buchautor die Besteigung eines Siebentausenders beschreiben – nachdem er die Route lediglich mit dem Finger auf der Landkarte entlanggefahren ist. Schlechte Voraussetzungen also, vor allem, wenn es darum geht, das Leben und Leiden der Dicken zu schildern und – was wichtiger ist – den Weg zum Abnehmen. Und auch die grandiosen Leistungen, zu denen Dicke fähig sind! Ein Punkt, der im Zuge der allgemeinen Diskriminierung von dicken Menschen viel zu kurz kommt. Abzunehmen – vor allem, wenn es sich um zwanzig, dreißig, ja fünfzig Kilo und mehr handelt – zeugt von unglaublicher Willenskraft, von Disziplin, von Durchhaltevermögen, von Energie. Eben von all dem, was Dicken in der Regel abgesprochen wird. Es wird höchste Zeit, auch darüber zu reden.

Der meiner Meinung nach grundlegende Fehler der meisten Diätratgeber: Man macht den Dicken Druck und Angst – auf ganz unterschiedliche und meist subtile Weise. Mal ist es die moralische Keule, mal ist es die gesundheitliche, mal die geschlechtsspezifische, mal die gesellschaftliche. Mit welchen Folgen? Mit keinen, da Dicke darauf kaum reagieren. So funktioniert nur eines richtig gut: Demotivation. Ein banaler Vergleich: Zwingen Sie ein Kind zum Musikunterricht, wird es nur widerwillig darangehen. Hat es jedoch von sich aus Lust, ein Instrument zu lernen, wird es mit großem Eifer üben – der Erfolg wird somit in jedem Fall wahrscheinlicher.

Was lernen wir daraus für unser weiteres Leben? Wir haben die Wahl: entweder wir bleiben dick, sind aber glücklich dabei und lassen uns von der Gesellschaft nicht weiter diskriminieren. Keine schlechte Entscheidung – auch wenn sie nicht einfach ist und nicht gerade lebensverlängernd. Das ist freilich eine Wahrheit, die wir alle kennen. Oder aber wir nehmen ab, aber nur, weil wir es für uns, unsere Gesundheit und unsere Eitelkeit tun. Ein vernünftiges und gesundes Maß an Eitelkeit und Egoismus ist nichts Verwerfliches – im Gegenteil! Und weil wir so egoistisch sind, beschreiten wir den zweiten Weg. Wir nehmen ab! Weil wir lange leben wollen. Weil wir das Leben mit all seinen Facetten genießen wollen. Weil wir alles rausholen wollen aus diesem Leben, was wir bekommen können. Weil wir maßlos sind. Bestätigen wir doch endlich das Vorurteil, welches die anderen um uns herum ohnehin von uns haben. Mein Gott, ja, Dicke sind stark. Auch beim Abnehmen. Holen Sie sich, was Ihnen zusteht! Sagen Sie sich am besten jeden Morgen:

Ich will alles!
Ich will Anerkennung und Liebe!
Ich will Erfolg!
Ich will Sex!

Und schauen Sie sich jeden Morgen im Spiegel direkt in die Augen und sagen laut und mit Nachdruck den Satz: *Ich mag mich, so wie ich bin. Bedingungslos.* Auch, wenn Sie noch dick sind, auch wenn Sie unter Ihrer Figur leiden. Sich mögen und dick sein schließen sich nicht aus – einer der Irrtümer, in dem viele Dicke gefangen sind.

Sicher fragen Sie nun, was ausgerechnet mich prädestiniert, dieses Buch zu schreiben, denn zufällig bin ich auch Journalistin, zufällig habe ich mich viel mit Ernährung und den psychischen Ursachen und Folgen des Dickseins befasst – siehe also oben … Einen gravierenden Unterschied gibt es allerdings, nämlich den, dass ich fünfzehn Jahre meines Lebens – *die besten*, wie mein gesamtes Umfeld bis heute meint – dick war. Oder, um es deutlicher zu sagen: Ich war fett. So kann man es sicher ohne Übertreibung nennen, wenn man bei einer Größe von 1,70 m satte hundertdreißig Kilogramm auf die Waage bringt (oder besser: brachte). Heute wiege ich 55 Kilogramm weniger. Etwa fünfzig Kilogramm davon habe ich innerhalb von eineinhalb Jahren abgenommen. Dieses Buch ist also nicht nur Ratgeber, sondern – vor allem – Erfahrungsbericht. Sie können mich begleiten auf dem langen, oft steinigen, aber lohnenden Weg zum Ziel. Ich möchte keinen Moment mehr zurück in mein dickes Leben. Ich bin heute glücklicher und ausgeglichener denn je, ich bin gesund und munter, habe den Mann meines Lebens gefunden und bin rundum ein anderer Mensch. Ich habe endlich in meine eigentliche Hülle zurückgefunden.

Aber: Ich werde niemals vergessen, wie es war, dick zu sein, wie es sich anfühlt, einen Panzer aus Speck um sich herum als Sicherheitswall zu haben. Und ich weiß, wie die Umwelt mit einem, der dick ist, umgeht. Ich werde (und will) nicht aus meinem Gedächtnis streichen können, was für eine Tortur ein simpler Spaziergang oder ein Stadtbummel bedeuten kann. Wie man sich vor dem Spiegel in der Umkleidekabine der XXL-Größen-Abteilung fühlt. Wie man händeringend nach den richtigen Schuhen sucht, in denen Stehen und Gehen nicht zur Qual wird. Wie es ist, sich als Frau nur noch als Neutrum zu fühlen. Was man alles unternimmt, um endlich schlank zu werden. Welche Hoffnungen und Sehnsüchte man damit verbindet. Wie man sich fühlt, wenn man zum x-ten Mal scheitert. Wie es ist, alle Hoffnungen und – schlimmer noch – den Glauben an sich selbst zu verlieren.

Und damit Sie mich richtig verstehen, sei nochmals betont: Dieses Buch will keinen dicken Menschen überreden, schlank zu werden. Druck erzeugt nur Gegendruck, das Scheitern wäre also vorprogrammiert. Dicke Menschen sind ebenso gut oder schlecht wie schlanke, es gibt keinen Unterschied. Wer meint, Dicke minderwertig oder gar ekelhaft finden zu müssen, beweist nur eines: dass es mit seinen eigenen Selbstwertgefühlen nicht weit her ist. Wenn Sie also für sich entscheiden: *Ich bleibe so, wie ich bin* – ist dies in Ordnung. Es ist allein Ihre Entscheidung, die jeder respektieren sollte. Lesen Sie dennoch dieses Buch. Vielleicht gibt es ja einen Ansatz, der Sie interessiert und motiviert, Ihre Einstellung neu zu überdenken oder gar zu ändern. Wohlgemerkt: aus Ihrem eigenen Antrieb heraus.

Der Hauptgrund abzunehmen war und bleibt für mich die Gesundheit. Mit jedem (zusätzlichen) Kilogramm steigt das Risiko für Typ-2-Diabetes, Gelenkkrankheiten, Bluthochdruck, Herzinfarkt und Schlaganfall. Und: die Symptome verlaufen schleichend, die Betroffenen merken meist sehr lange nichts von dem, was sich im Hintergrund tut. Und so begibt man sich in den Irrglauben, gesundheitlich sei alles in bester Ordnung – bis eines Tages nichts mehr in Ordnung ist. Zu einem Zeitpunkt, an dem eine Umkehr schon fast zu spät ist.

Es wäre schön, wenn dicke Menschen eines bereits früher verinnerlichen würden: Dicke Menschen sind wertvoll, reich gesegnet mit Talenten und klug – deshalb sollten sie der Mitwelt lange erhalten bleiben. Nur aus diesem Eigennutz nehmen wir ab – sehen Sie die Sache einmal so!

Und glauben Sie mir, auch wenn Sie sich dies heute noch nicht vorstellen können: Wenn die Zeit der großen Metamorphose da ist, wenn die Raupe zum Schmetterling wird, das Entlein zum Schwan – dann fühlen Sie sich, als könnten Sie die Welt aus den Angeln heben. Und Sie tun es dann auch, jeder auf seine Weise. Was ich getan habe, erzähle ich Ihnen später in diesem Buch. In jedem dicken Menschen steckt ein kostbares Juwel, das man zwar auch durch die dicke Hülle schimmern sieht (sofern sich jemand die Mühe gibt, genauer hinzuschauen), doch das Leuchten wird zum Strahlen, in dem Moment, in dem es den Panzer verlässt und ans Tageslicht kommen darf. Und es ist genau dieses Juwel, das wir hier gemeinsam aus Ihnen herausholen wollen. Die erste Priorität beim Abnehmen muss die Gesundheit sein, das Nebenprodukt wird das strahlende Juwel sein. Beides zusammen wird Sie unschlagbar machen! Spätestens zu diesem Zeitpunkt bekommen Sie all das (fast wie von selbst), was Ihnen zusteht und nach dem Sie sich sehnen: Anerkennung, Bewunderung,

Interesse, Erfolg, Liebe – und noch viel mehr. Ein aufregendes Leben wartet auf Sie!

Ich persönlich habe diese Metamorphose hinter mir. Ich weiß, wie es sich anfühlt, wenn Sie wie Phoenix aus der Asche erwachen werden! Auch und ganz besonders dieser Punkt ist es, den ich Ihnen in diesem Buch vermitteln möchte. Es ist nie zu spät, das Ruder des Lebens herumzureißen! Es ist nie zu spät, sämtlichen Diätgurus und verklemmten, da lustfeindlichen Regeln *Adieu* zu sagen, dafür aber eine Umkehr im Leben einzuläuten, die alle Lebensbereiche mit einschließt. Es ist nie zu spät, wieder aktiv am Leben teilzuhaben.

Ganz ohne Ernährungsumstellung geht dies freilich nicht. Und Disziplin braucht man für den Rest des Lebens – doch diese muss nicht starr und rigide, sondern kann spielerisch und flexibel sein. Noch ist leider nicht das Zaubermittel erfunden, das unsere angemästeten Kilos einfach schmelzen lässt. Aber: Ernährungsumstellung ist die eine Seite der Medaille, Bewusstseinsveränderung die andere, die deutlich wichtigere, weil nur sie langfristigen Erfolg versprechen kann. Die meisten Diäten funktionieren deshalb nicht, weil sie sich lediglich auf das blanke Abnehmen fokussieren. Sieht man das Abnehmen mehrschichtig, so braucht es eine Portion Mut für die couragierte Schau nach Innen, um der Frage auf die Spur zu kommen: Warum bin ich dick und warum muss ich immerfort so viel essen?

Zum anderen muss man bereit sein, alle bisherigen Gewohnheiten über den Haufen zu werfen. Wer langfristigen Erfolg möchte, sollte sich darauf einstellen, dass nicht nur Kilos schwinden (ab einem gewissen Zeitpunkt wie von selbst), sondern, dass das Leben anders, spannender, lebendiger, aktiver wird – und das kann anfangs nicht nur spaßig sein, sondern bedrohlich, neu, fremd wirken. Vor allem dann, wenn die – manchmal neidische – Umwelt nicht so positiv auf Ihre Metamorphose reagiert wie zunächst vermutet. Was Sie jedoch nicht verunsichern muss: Wer dick war, hat gelernt, mit größerer Abneigung zu leben!

Mit einem sollten Sie bereits heute anfangen: Lernen Sie, sich zu lieben und zu akzeptieren – auch in der dicken Phase, in der Sie sich heute vielleicht noch befinden. Und räumen Sie allen Besserwissern und vermeintlich Wohlwollenden (die meist hinter Ihrem Rücken über Ihre Figur lästern) keinen Platz ein! Sie sind Sie und Sie sind nicht irgendwer, sondern ein ebenso wertvoller und einzigartiger Mensch wie jeder andere. Verinnerlichen Sie dies, denn dies ist der erste Schritt in Ihr anderes, in ein schöneres Leben.

Dass Sie als dicker Mensch bisher – trotz all der Probleme, die das Dicksein mit sich bringt – Ihre Frau oder Ihren Mann gestanden haben und es täglich neu tun, zeigt deutlich, wie stark Sie in Wirklichkeit sind, geistig und körperlich. Genau diese Stärke werden Sie jetzt einsetzen, um Ihre Metamorphose zu schaffen, die hier und heute beginnt.

Die wichtigste Motivation für dieses Buch ist für mich, das Beispiel eines – von mir selbst und allen anderen – als hoffnungslos eingestuften Falles zu beschreiben und zu zeigen, dass eine Umkehr möglich ist. Trotz allem. Und zu jedem Zeitpunkt.

Lassen Sie uns also gemeinsam beginnen!

Sehr herzlich
Ihre Dr. Angelika Schaller

Kapitel 1
Meine Geschichte
Der Anfang vom Ende des Dickseins

Es gibt sie, die Tage, an denen man das Bett am besten nicht verlässt – zumindest, wenn man wüsste, was einen erwartet. Der 6. Mai 2001 war so ein Tag. Ich musste beruflich nach Köln, um in meiner Funktion als Chefredakteurin einer Fachzeitschrift in einer Kunst-Jury mitzuwirken. Keine große Herausforderung, das eigentlich Aufregende war lediglich die Mutter aller Fragen: was anziehen?! Oder, präziser: was passte noch? Meine inzwischen erreichten 128 Kilogramm Gewicht – bei 170 cm Größe! – ließen nicht allzu viel Auswahl. Seufzend schob ich also den Kleiderschrank auf: schwarze Röcke, graue Röcke, graue Blazer, schwarze Blazer, das alles in XXXL, bar jeglichen Chics, bar jeglicher Eleganz. Doch was war das?! Ein roter Wollrock mit breitem Gummibund machte in all der düsteren Tristesse vorwitzig auf sich aufmerksam. Also, her damit! Schließlich war Mai, nicht wahr? Draußen sangen die Vögel um die Wette, die Bäume gleißten im typischen Maien-Gelbgrün, die ganze Natur war dabei aufzublühen – warum also nicht auch ich? Wolle hin, Wolle her. Nachdem ich den Rock übergezogen hatte (es lebe der Gummizug!), den Blazer über dem schwarzen Top geschlossen hatte (ich konnte wegen des starken Schwitzens nur kurzärmelige Tops unter Jacken tragen, außerdem hätte alles andere zu sehr aufgetragen), besah ich mich im Spiegel. Nun ja … sooo schlecht sah ich doch eigentlich nicht aus, oder? Ein wenig zu klein der Kopf auf dem massigen Körper, na ja. Der Wollrock zog sich ein wenig sehr um die breiten Hüften und hinten klaffte der Gehschlitz mehr auf als es sich meine dicken Waden eigentlich erlauben konnten, die Jacke spannte über dem Busen auf unangenehme Weise, aber sonst war doch eigentlich alles in Ordnung, oder? Und überhaupt. Wen interessiert's, dachte ich trotzig, schaut mich ja eh kein Mensch an, und wenn, dann mit diesem ganz bestimmten Blick, der mich klein werden lässt.

Gewandet in den roten Wollrock und die schwarze Jacke verließ ich also das Haus, um zum Flughafen zu fahren. Tiefgarage, Parken, Einchecken, dann – unbeschwert vom Gepäck – noch ein wenig Zeit zum Flanieren. Heiß war mir. Kein Wunder, versuchte ich zu diesem Zeitpunkt doch, meinen fetten Körper hinter einem möglichst dicken Kleiderwall zu verstecken, damit ich, so hoffte ich, so unauffällig wie nur irgend möglich durch die Menschenmenge gehen konnte. Mein größtes Bestreben damals war: Nur nicht auffallen, möglichst unsichtbar sein und bleiben. So war Schwarz (naturgemäß) meine absolute Lieblings(tarn)farbe. Schlanke Menschen mögen diese Farbe, weil sie ebenso elegant wie distinguiert wirkt, ebenso edel wie festlich, ebenso alltagstauglich wie trendy. Ich trug Trauer, weil ich kaum etwas anderes tragen konnte. Der rote Rock war ein geradezu kühnes Wagnis – schuld war sicher das Frühlingsgefühl, das sogar von mir Besitz ergriffen hatte.

Auch das Gehen war mittlerweile zu einem Problem geworden. Mit 128 Kilo kommt man deutlich schleppender voran als ein Normalgewichtiger. So musste ich, wenn ich einen Zug oder ein Flugzeug erreichen wollte, immer einen ordentlichen Sicherheitspuffer einbauen. Ein Prinzip, das ich bis heute so tief verinnerlicht habe, dass ich es – zur Freude meiner Umwelt – nicht mehr loswerde. Ein schneller Spurt war damals einfach nicht drin, also musste ich dies wettmachen mit Überpünktlichkeit – und die Königin der Pünktlichkeit bin ich bis heute!

An jenem heißen Maitag kam ich nur langsam voran, ich lief schwerfällig in jener Gangart, die ich selbst Kamel-Schaukel-Gang getauft hatte. Und so sah es wirklich aus! Sehr dicke Menschen bewegen sich eher seitwärts-vorwärts-schaukelnd und mäandernd voran denn zielgerichtet vorwärts, achten Sie einmal darauf. Die vielen hundert Meter, die ich an diesem Tag im Flughafengebäude zurücklegen musste, waren die reinste Qual. Ich fühlte mich in meinem Fett-Panzer kaum noch imstande zu atmen, zu gehen, zu stehen, alles wurde zur peinigenden Mühsal. Ich fühlte die abschätzigen Blicke der anderen, die mich trafen. Ich konnte in den Augen lesen, was viele dachten: *Hoffentlich sitzt diese fette Wachtel nicht neben mir!* Ich fühlte mich – wie eigentlich immer in dieser Hoch-Zeit meines Dickendaseins – hässlich, einsam, allein, unglücklich. Und uralt. Das war die Grundstimmung an diesem Tag. Roter Rock hin, Frühlingsgefühle her.

Und dann kam er, der Höhepunkt des Tages. Nachdem ich mich unter den missbilligenden Blicken meiner Mitreisenden auf meinen Sitz gewuchtet hatte, wollte ich den Sitzgurt schließen – und bekam ihn nicht mehr zu! Ich zerrte und zog – nichts ging mehr. Mein XXXL-Format sprengte die Standardnorm des Flugzeugsitzes eindeutig. Was für eine peinliche, demütigende Situation. Sie können sicher nachvollziehen, dass ich nicht die geringste Lust verspürte, gleich im Mittelpunkt der Aufmerksamkeit zu stehen, indem ich um einen Verlängerungsgurt bat … Was also tun? Zum Glück war ich auf einem Deutsche-BA-Flug gebucht – die Stewardessen sind hier ungleich lockerer als bei der mächtigen Konkurrenz. So ging das Täuschungsmanöver, der Gurt sei geschlossen, bis zur Landung gut. Typischerweise war ausgerechnet dieser Flug besonders unruhig, und ich starb tausend Tode vor Angst. Doch auch diese Widrigkeiten meisterte ich mit eiserner Miene und als ich endlich – schweißgebadet – wieder auf dem Boden der Tatsachen stand, war mir richtiggehend schlecht von den Erlebnissen und ganz besonders von der drastisch erfahrenen Schmach. In diesem Moment war mir klar: Der Speck muss weg – und ganz sicher nicht nur aus dem simplen Grund, dass ich wieder unbesorgt und ohne Ängste vor einem banalen Sitzgurt in einen Flieger steigen wollte.

Das Fett, das war mir in diesem Moment klar geworden, engte mich ein, und zwar in jeder Hinsicht. Das Fett wies mich in Schranken, setzte mir Hindernisse entgegen, war zu einem Gefängnis und Handicap geworden. Das Fett hatte sich verselbstständigt, es hatte sich meiner Handlungsfreiheit und Autonomie bemächtigt – nie spürte ich dies so deutlich wie in jenem Moment. Es war genug. Ich fragte mich lange danach immer wieder: Warum hatte ausgerechnet dieses *erste Mal* in der Reihe so vieler anderer Premieren (das erste Mal nicht mehr in Größe 48 gepasst; das erste Mal nicht mehr imstande, länger als eine Stunde auf den Beinen zu sein; das erste Mal die Oberschenkel beim Gehen blutig gerieben; das erste Mal nicht mehr in den Designersessel im Konferenzraum gepasst und so weiter) den Ausschlag gegeben, ernsthaft über eine Umkehr in meinem Leben nachzudenken? Es gab so zahlreiche, mit dem massiven Übergewicht in Verbindung stehende Premieren, die sich unangenehm in mein Gedächtnis eingebrannt hatten. Warum also hatte dieses Ereignis einen solchen Stellenwert bekommen, warum hatte dieser Moment so etwas wie eine Initialzündung ausgelöst? Ich kann keine exakte Antwort darauf geben, ich weiß nur, dass an jenem Maitag im Jahre 2001 vieles zusammengekommen war. Vielleicht war es der berühmte letzte Tropfen, der das Fass zum Überlaufen gebracht hatte?

Das alles war einfach zu viel gewesen. Noch nie vorgekommen, ein Gefühl der absoluten Niederlage. Und Scham. Wie hatte es nur so weit kommen können? Diese paar Zentimeter Stoff, die fehlten, um den Gurt zu schließen, waren für mich in diesem Augenblick zu einem Symbol für meine gesamte Dicken-Karriere geworden. Was würde als Nächstes passieren? Würde bald jeder Stuhl unter mir zusammenbrechen? Würde ich bald nur noch an Krücken laufen können oder künstliche Gelenke brauchen? Würde ich bald so aussehen wie die extrem Übergewichtigen, die mir in den USA begegnet waren? Wie auch immer: In diesem Moment beschloss ich – noch recht vage im Hinblick auf das Programm – dass sich etwas ändern musste in meinem Leben. Ich war drauf und dran, mein eigenes Grab zu schaufeln. Und – das eigentlich Wesentliche –, mir war all das, was ich gerne und mit großem Erfolg immer wieder ausgeblendet hatte (weil unbequem und deprimierend) plötzlich bewusst: Ich hatte mich in eine selbstverschuldete Behinderung hineingefressen. Und ich litt wie ein Hund, körperlich und seelisch.

Nach der Landung eilte ich bedrückt zu meinem Hotel. Wie immer hatte ich mich aus dem gesellschaftlichen Rahmenprogramm mit einem Vorwand verabschiedet – so brauchte ich nicht quälende Stunden mit irgendwelchen Leuten in der Öffentlichkeit zu verbringen und konnte stattdessen das tun, was ich zu dieser Zeit am liebsten tat: mit mir allein sein. Und noch etwas tat ich leidenschaftlich zu jener Zeit: Ich ging gerne zum Friseur. Nicht, weil ich ständig neue Frisuren ausprobieren wollte, nein, sondern, weil ich diese Form der oberflächlichen Zuwendung und Aufmerksamkeit mochte, ja brauchte. Von niemandem sonst bekam ich Streicheleinheiten – warum also nicht vom Friseur oder der Kosmetikerin? Was machte es dabei schon, dass die Verschönerungsaktionen vielfach anders verliefen als erwünscht? Egal! Hauptsache, ich hatte Zuwendung erfahren. Manchmal trieb ich diesen Wahnsinn so weit, dass ich binnen weniger Stunden zweimal zum Friseur ging. Waschen und Föhnen – das konnte man in beliebiger Folge tun, so oft man wollte. Die traurige, ja beklemmend-trostlose Aura, die mich während dieser Aktionen umgab, wollte ich nicht wahrnehmen – und wenn doch, so konnte ich damit umgehen. Das Dumme war, dass ich meistens genau *wusste*, warum ich was zu welchem Zeitpunkt tat. Und das noch Dümmere war, dass ich genau das nicht wahrhaben wollte. Und das ganz und gar Hoffnungslose an dieser Situation: Ich hätte auch nichts ändern können, selbst, wenn ich die Ursachen für mein Verhalten genau hätte einordnen können. Nicht zu diesem Zeitpunkt.

Wieder zurück in München wollte ich dem gefassten Vorsatz Leben einhauchen, doch noch mangelte es mir an Ideen, was als Nächstes zu tun war. Nichts ist leichter als abzunehmen … denken diejenigen, die es nicht nötig haben. Das ist sogar zutreffend, aber eben nur für all jene, die ein paar Speckröllchen zuviel auf der Hüfte haben und die das Essen nicht als Heilung und Trost für so vieles brauchen.

Rück- und Ausblicke

Zunächst ging mein Alltag einfach weiter, ganz unspektakulär. Ich dachte zwar verstärkt nach über meine Situation und *das Thema*, aber so recht wollte sich noch keine Aufbruchsstimmung einstellen. Jedenfalls keine echte. Zum Glück gab es Abwechslung zuhauf – und diese hieß Arbeit. Mein Beruf war mir zu jedem Zeitpunkt meines Lebens extrem wichtig, aber ich merkte doch, als ich mein Höchstgewicht mit mir herumschleppte, dass ich körperlich und psychisch nicht mehr so belastbar war wie früher. Am schlimmsten waren die Montage. Ich hatte an den Wochenenden meist nichts als Frust geschoben. Meine Eltern sind liebe Menschen – aber wer mag schon mit Anfang vierzig jeden Sonntag bei seiner Mutter essen?! Das war einfach nur ein Zeichen dafür, dass sich nichts tat in meinem Leben, dass es ganz und gar ereignislos verlief. Von Männern natürlich ganz zu schweigen. Für die war ich eh nur Luft.

So gestimmt trat ich jede neue Woche innerlich geladen an; auszubaden hatten dies meine Kollegen und – leider – auch mein Chef. Energische Mails im Feldwebelton wurden hin- und hergeschickt, niemand hatte was zu lachen – bis es Montagnachmittag wurde, und meine Wut langsam verraucht war. Mein Chef gestand mir sehr viel später, dass er anfangs erschrocken bis wütend war über meine schäumenden Montagmails – und schließlich für sich entschieden hatte, mich einfach nur in Ruhe toben zu lassen, bis mir schlicht und einfach die Luft ausgegangen war. Auch eine Strategie, in jedem Fall nervenschonend. Ich versuchte zwar, meinen Montagsfrust nicht allzu sehr an anderen auszutoben, aber das gelang nicht immer gleich gut. Dann konnte es schon mal passieren, dass ich Tuscheln in den Büros mitbekam: *Die Schaller ist heute ja wieder drauf! Zum Würgen! – Ja, sie ist wirklich unerträglich. – Dabei kann doch niemand was dafür, dass sie sich selber nicht ausstehen kann. – Genau. Wer so fett ist, kann sich ja nicht mögen. Aber: Von nichts kommt eben nichts!*

Richtig. Allerdings: Auf den letzten Spruch reagierte ich besonders allergisch. Immer waren es die Schlanken, die einem diesen Satz als Spiegel vorhielten, immer dann, wenn ich gar nicht darauf gefasst war. Auch, als ich an besagtem Tag vor der Bürotür stand und unfreiwillig das mithörte, was ich mir ja eh hatte denken können. Ich war vielleicht fett, aber noch lange nicht blöd. Aber stimmte es nicht eigentlich? Von nichts kommt doch wirklich nichts, oder?!

Also: Woher kam mein ganzes Fett? Aus heiterem Himmel ganz gewiss nicht. Es hatte sich über viele Jahre angesammelt und vermehrt, unterbrochen von Phasen der relativen Abnehmerfolge. So hatte ich (wie viele Dicke) eine fulminante Achterbahn des Zu- und Abnehmens hinter mir, mit all den körperlichen und seelischen Folgen, die daraus resultieren. Dabei war dies mitnichten immer so gewesen. Ich gehöre nicht zu jenen, die entschuldigend sagen können: *Ich war immer schon dick!* Nein, ich war das glatte Gegenteil. Einst war ich ein dünnes, ja geradezu mageres Kind, eine schlanke Jugendliche und eine normalgewichtige junge Frau – zumindest bis etwa Mitte zwanzig. Betrachte ich alte Kinderfotos, so sieht mich ein drahtiges Mädchen mit Zöpfen an, ein wenig unsicher, sehr schmal, sehr scheu, nett anzuschauen. Nichts deutete darauf hin, dass dieses zarte Mädchen einmal so gewaltig auseinandergehen würde. Wann also hat es begonnen, das Zunehmen? Wann habe ich es, wann haben andere es wirklich wahrgenommen? Und vor allem, warum habe ich angefangen, so maßlos zu essen, warum habe ich diesen Panzer aus Fett gebraucht, warum musste ich mich bis zur Unkenntlichkeit entstellen, mich künstlich unattraktiv machen? Und – auch eine durchaus legitime und gar nicht bequeme Frage: Wie konnte ich nur so dumm sein, meinem Körper eine derartige Tortur zuzumuten?

Warum, warum, warum – die Fragen tun noch heute weh. Aber noch schmerzhafter ist die Erkenntnis, zu lange gewartet, zu lange gelitten, zu lange mich selbst gehasst zu haben. Was für eine Verschwendung von Lebenszeit – auch wenn ich mir tausendmal sage, dass dies alles zu meiner persönlichen Biografie gehört, Teil meines Lebens ist, die Schraube nicht mehr zurückzudrehen ist, geschehen ist, was geschehen ist, dass eben das Leben seine Spuren ziemlich deutlich hinterlassen hat. *Es ist, wie es ist*, sagt der Verstand. *Es ist das Drama Deines Lebens*, sagt meine Seele. Trotz Schmerz, den ich spüre, sobald ich das Thema tangiere, werde ich meine Geschichte erzählen, denn nur, wer seine Vergangenheit kennt, kann die Gegenwart richtig einordnen und seine Zukunft bestimmen. Wir müssen wissen, wer wir sind, damit wir wissen, wohin die Reise geht. Eine einfache Erkenntnis.

Als ich das erste Mal 128 Kilo auf die Waage bekam, war das wie eine kalte Dusche, mehr noch: ein Schock. Keiner, der mich hätte wirklich überraschen dürfen – und doch tat er es. Nie da gewesener, trauriger, schwerst wiegender Rekord! Fett, hässlich, unbeweglich fühlte ich mich – und war ich objektiv gesehen sicherlich auch. Wie oft hatte ich mich selbst belogen und betrogen, wenn es darum ging, abzunehmen. Wie oft – fast gebetsmühlengleich – immer die neuen, nichtssagenden Vorsätze, die in dem Moment schon Makulatur waren, in dem sie ausgesprochen wurden: *Ab Montag wird streng gefastet. – Ab Montag werde ich Sport treiben. – Nur noch dieses Geburtstagsessen, nur noch dieses Weihnachten/Ostern/Pfingsten, dann werde ich mich wirklich zusammennehmen, dann fange ich an.* Wenn ich diese Sätze heute lese, beschleichen mich immer noch Resignation und Scham – Gefühle, die damals meine täglichen, ständigen, engsten Begleiter waren. Meine verlässlichsten, aber falschen Freunde. Andere aus Fleisch und Blut hatte ich ohnehin nicht mehr allzu viele. Zu viele *ab morgen*, zu viele Kapitulationen, zu hohe Frustration, zu häufige Diät-Achterbahnen. Zwanzig Kilo runter, dreißig drauf, zehn Kilo runter, zwanzig drauf. Und das über viele Jahre – eine Katastrophe für Organismus und Stoffwechsel, aber auch, schlimmer noch – für Selbstachtung und Selbstliebe. Ein jahrelanges brutales Wechselbad der Gefühle zwischen Bangen und Hoffen, zwischen immer neuen Anläufen und immer neuen Niederlagen, zwischen Optimismus und tiefster Resignation, zwischen ohnmächtiger Wut, euphorischen Intermezzi und selbstzerstörerischen Inszenierungen.

Und dann immer wieder dieser verzweifelte, lächerliche Aktionismus. Irgendetwas musste doch getan werden! Ständig war ich von Rastlosigkeit getrieben, hatte das Gefühl, den Pfunden aktiv zu Leibe rücken zu müssen. Also, vier Wochen Heilfasten in Bad Wörishofen: ein voller Erfolg, zunächst … Die Pfunde purzelten, vor allem in Kombination mit der den Stoffwechsel anregenden Kneippkur. Doch schon bald gab es erste Rückfälle, noch während der Kur. Rein in den Supermarkt, fetten Käse und Wurst gekauft und in der diskreten Einsamkeit des Hotelzimmers in mich hineingestopft, was das Zeug hielt. Schnell, ohne Genuss. Füllen, nur Füllen – so lautete die Devise. Füllen gegen die Leere. Füllen gegen die Angst. Füllen gegen die Lieblosigkeit und Kälte. Damals waren es Einsamkeit und Angst vor so vielem, vor dem Leben, vor dem Tod, vor allem und jedem. Primär aber war das Essen ein Instrument, das half, meine Gefühle zu kontrollieren und – wenn es sein musste – sie zu eliminieren. Ich war nicht länger neugierig auf mein Innenleben und meine Lebendigkeit. Nichts konnte mich wirklich erreichen, mein Panzer machte mich für mich selbst und jedermann außerhalb meiner Fettsphäre unerreichbar. Diejenigen, die in dieser Zeit glaubten, mir nahe zu sein, irrten.

In drei Monaten waren die teuer runtergefasteten Kilos wieder drauf, mehr denn je sogar, nichts war zu machen. Unermüdlich neue Anläufe: Wellness-Hotels zum Abspecken, Hotels mit vegetarischer Kost, Hotels mit diesem und jenem Spezialangebot; Heilfasten, Ayurveda, Schlank-Mental-Training undsoweiterundsofort. Es gab vermutlich nichts, was ich nicht ausprobiert hatte. Außer, dass mich diese Art des Urlaubens und sinnlosen Experimentierens viel Geld gekostet hatte, waren die Versuche nichts weiter als blinde Flucht, die mich – wie praktisch! – davor bewahrte, den Grund der Probleme zu erforschen. So konnte ich mich betäuben mit Tausend-Kalorien-Menüs, Schwimmen, Saunen, Kosmetik, Anti-Cellulite-Wickeln und was-weiß-denn-ich-sonst-noch für Zuwendungen, die zwar der äußersten Schicht meiner Seele gut taten, aber nichts am eigentlichen Problem änderten.

Zu Hause dann die Fortsetzung der absurden Bestrebungen: verzweifelte Versuche, mit Schwimmen und teuren Fitness-Club-Mitgliedschaften (die Jahreskarten vergilbten in schöner Regelmäßigkeit im Portemonnaie) den Pfunden zu Leibe zu rücken. Wie oft folgten den unvermeidlichen Rückschlägen tiefste Phasen des Selbsthasses und der heftigsten Attacken von Verzweiflung, als Folge wiederum die schlimmsten Fressanfälle, die sich ein Mensch nur denken kann ... hemmungsloses, maßloses Schlingen bis zur Übelkeit. Wie oft ... Was sollte mir Mut machen, mit diesem Wahnsinn aufzuhören, mit diesem Selbstmord auf Raten mit Messer und Gabel?! Was (oder auch: wer) sollte jemandem wie mir Hilfe, Motivation und Unterstützung sein, die ich doch alles versucht hatte, immer und immer wieder?

Und doch, eines Tages musste und durfte ich ihn erleben, den Tag der Wiedergeburt, den wirklichen Beginn in ein anderes, neues, besseres Leben. Dieser Tag war der Tag, an dem ich hätte sterben können, wenn ich nicht so viel Glück gehabt hätte. Ich werde später davon berichten. Dieser Tag, der 8. Juli 2001, ist der Tag, an dem der *point-of-no-return* erreicht war. Danach wurde alles anders, alles besser.

Nachdem ich mit meinem System, das ich später beschreiben werde, abgenommen hatte, habe ich mir vor allem zwei Vorsätze vorgenommen, die ich bis heute einhalte:

- Ich werde niemals wieder eine Crash-Diät machen, denn Diäten sind die Fettproduzierer Nummer 1; sie programmieren den Körper nicht auf Abnehmen, sondern auf das Gegenteil – auf eine immer noch größere (und schnellere) Gewichtszunahme.

- Und: Ich werde mir nicht vormachen, dass man mit dem Ablegen des Fettpanzers ein komplett anderer Mensch wird. Sicher: vieles hat sich in wunderbarer und schöner Weise geändert in meinem Leben, das ist wohl wahr, aber ich bin deswegen keine Prinzessin geworden und im Kern immer noch dieselbe, die ich immer war. Man sollte nicht den Fehler begehen zu glauben, dass sich mit dem Schmelzen des Fettpanzers auch sämtliche andere Probleme in nichts auflösen. Das wäre eine irrationale, ja kindliche Vorstellung. Denn jeder Mensch ist, wie er ist – dick oder dünn. Bleibt, wie er ist, mit all den komplizierten Widersprüchen, mit all den ungelösten Rätseln seiner Existenz, mit all dem Erbe der Vergangenheit, mit allen Träumen und Sehnsüchten, kurz, mit allem, was sein unverwechselbares, wertvolles Ich ausmacht.

Dies ändern zu wollen, wäre kein erstrebenswertes Ziel, im Gegenteil. Erreicht werden soll das, was ich bereits anfangs angesprochen habe: dass innere und äußere Persönlichkeit endlich neu erstrahlen dürfen. Ohne, dass die Fettmassen den Blick verstellen. Eine Persönlichkeit herauszuschälen, frei von Maske und Camouflage – darum geht es.

Gabriele Kalmbach

CITY|TRIP
STUTTGART

Nicht verpassen!

8 Kunstmuseum [D4]
Der gläserne Würfel am Schlossplatz ist ein echter Blickfang und auch die zahlreichen Werke von Otto Dix und wechselnde Ausstellungen im Innern lohnen das Hinschauen (s. S. 72).

9 Landesmuseum Württemberg [D4]
Ausstellungsstücke von der Steinzeit bis zur Gegenwart machen einen Rundgang in den historischen Gemäuern des Alten Schlosses zum Kompaktkurs in Landesgeschichte (s. S. 73).

12 Markthalle [D4]
Die denkmalgeschützte Jugendstilhalle im Zentrum Stuttgarts erlaubt eine kulinarische Reise um die Welt in 40 Ständen (s. S. 75).

20 Staatsgalerie Stuttgart [F3]
In der klassizistischen Alten Staatsgalerie und der postmodernen Neuen Staatsgalerie an der Kulturmeile Stuttgarts hat eine der besten Kunstsammlungen Deutschlands Platz gefunden (s. S. 82).

22 Höhenpark Killesberg [bh]
Ein Aufstieg auf den Killesbergturm kann durchaus zur Mutprobe werden, denn je nach Windstärke und Besucheransturm schwankt das filigrane Bauwerk ein wenig. Schöne Aussicht bieten aber auch andere Stellen im Park (s. S. 84).

29 Wilhelma [dh]
Im botanisch-zoologischen Garten reiht sich ein Fotomotiv ans andere. Das maurische Landhaus im ehemaligen königlichen Garten wurde der Alhambra nachempfunden (s. S. 91).

42 Fernsehturm [dm]
Hoch über Stuttgart ragt das Wahrzeichen der Stadt in den Himmel. Die schlanke Betonnadel ist der erste Fernsehturm der Welt und nach wie vor auch der schönste seiner Art (s. S. 101).

44 Mercedes-Benz-Museum [fj]
Von einer Pferdestärke bis zum Rennwagen reist der Besucher durch 125 Jahre Automobilgeschichte und das Museumsgebäude aus Aluminium und Glas gilt schon heute als Meilenstein der Architekturgeschichte (s. S. 105).

46 Porsche-Museum
Faszination Technik: Autoträume werden im Firmenmuseum des Sportwagenherstellers Porsche wie Kunstwerke präsentiert (s. S. 107).

Leichte Orientierung mit dem cleveren Nummernsystem
Die Sehenswürdigkeiten der Stadt sind zum schnellen Auffinden mit **fortlaufenden Nummern** versehen. Diese verweisen auf die ausführliche Beschreibung **im Kapitel „Stuttgart entdecken"** und zeigen auch die genaue Lage **im Stadtplan**.

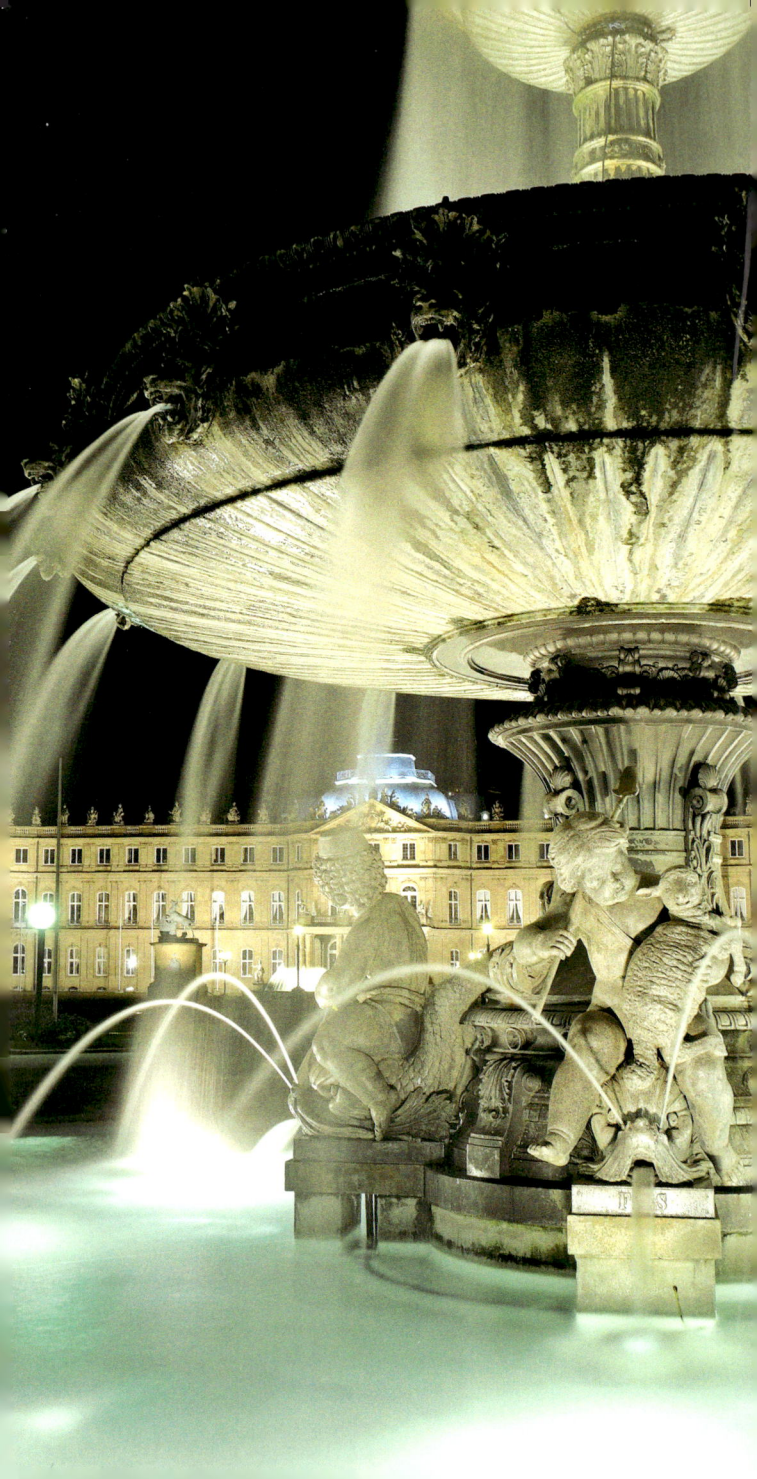